シリーズ ケアをひらく

向谷地さん、幻覚妄想ってどうやって聞いたらいいんですか？

向谷地生良

聞き手　白石正明（「ケアをひらく」担当編集）

特別寄稿　大澤真幸

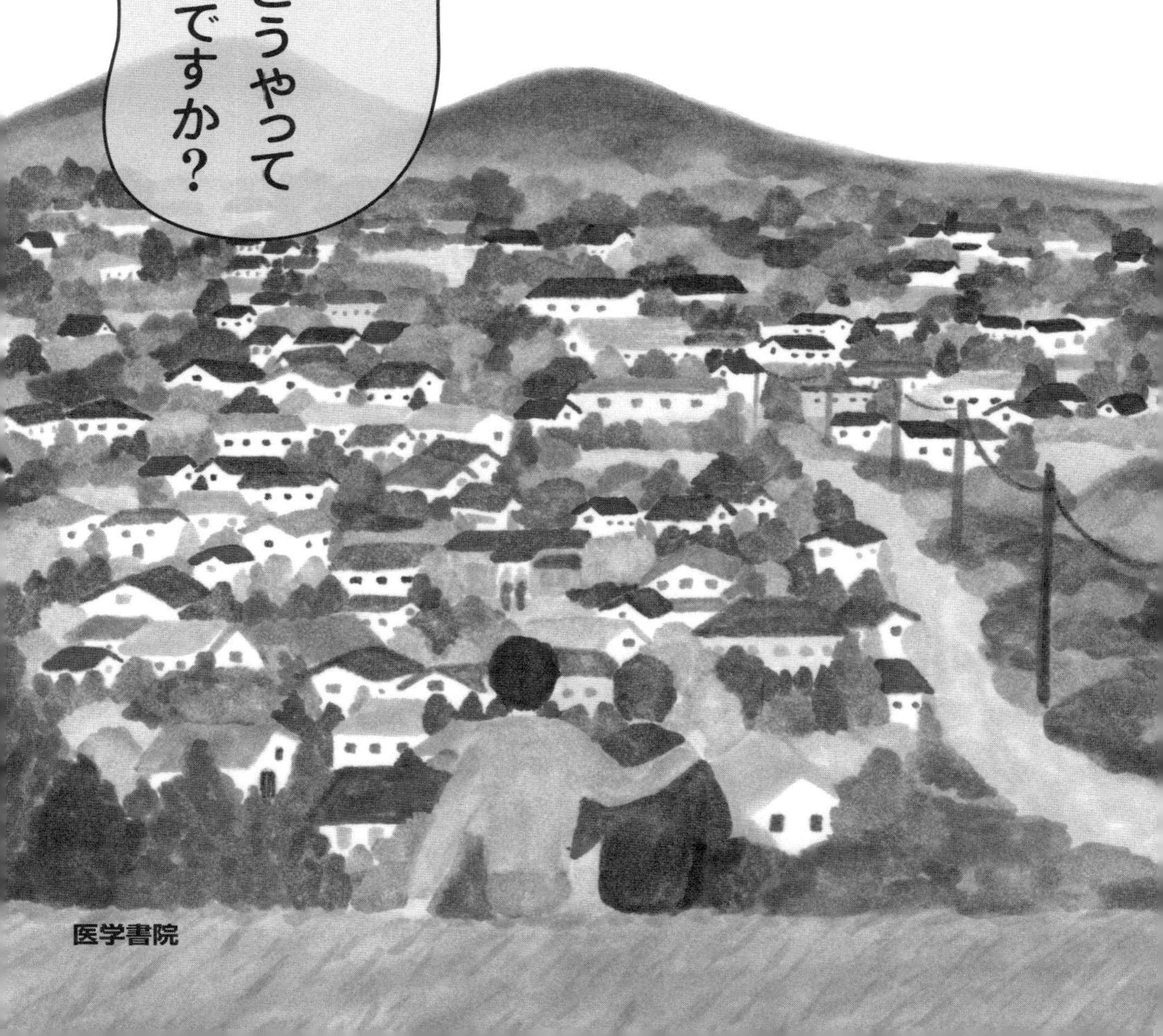

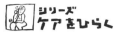

医学書院

はじめに

「ケアをひらく」担当編集
白石正明

この本は、浦河《うらかわ》べてるの家の創設者にして現理事長の向谷地生良《むかいやちいくよし》さんへのインタビューと、社会学者・大澤真幸さんの寄稿からなる。

浦河べてるの家（以下、べてるの家）は、北海道の襟裳岬の手前、浦河町にある精神障害をもつ人たちの地域活動拠点である。浦河赤十字病院の、現在は閉鎖されている精神科を退院した当事者たちによって１９８４年につくられた（なので創立40周年になる）。メンバーは約１４０人。グループホームや公営住宅などに住みながら、就労継続支援Ｂ型事業所を拠点に、日高昆布の産直や夏いちごの加工販売を手掛けるほか、敷地管理を担う有限会社「福祉ショップべてる」など関連会社や法人による多角的な事業を展開している。コロナ禍で中断を余儀なくされたが、一時は年間１００回近く全国で講演をしていたという。

詳細は本文に譲るが、べてるの家ではこれまでの精神医療や福祉の常識から外れたことがさまざまに行われている。なぜそんな発想になったのかがよくわからない。ならばその謎を探ろうじゃないか、というのが本書の企画趣旨である。

本書の大半を占める第Ⅰ部から第Ⅲ部までがインタビュー篇。向谷地さんは、「ケアをひらく」シリーズの担当編集である白石の、ちょっとしつこい質問に答えてくれている。向谷地さんはふしぎな人で、何を聞いてもそのときは「なるほど」と思う話をしてくれるのだが、後から考えると、どうしてその話になったのかわからないときがある。多くのインタビューではそのまま掲載されて終わりなのだが、今回はしぶとく食い下がってみた。今まで聞いたことのない話が、今まで聞いたことのない文脈でたくさん話されているのではないかと思う。

第Ⅳ部は、大澤真幸さんによる特別寄稿「〈知〉はいかにして〈真実〉の地位に就くのか？」である。日本を、いやこの時代を代表する知者である大澤さんの、かつてない「べてる論」だ。もっとも原理的な思考はもっとも臨床的である、という思いを深くする圧倒的な論考だと思う。

向谷地さんと大澤さんは、略歴を見ればわかるとおり、通常ならまったく交わることのないはずのふたりだ。しかし、大澤さんと一緒にべてるの家を訪問した帰りの車中で聞いた、熱に浮かされたような大澤さんの語りはいまだに私の宝になっている。なんとかそれを公にしたいと思ってから十年以上経ってしまったが、今回ようやく成就できた。

交わらない道を歩んできた向谷地さんと大澤さんだが、ふたりには共通する部分があると私は考えている。それは「信」にかかわることだ。

向谷地さんはよく「ポケットから出すように、ヒョイといい加減に、先に信じればいいんですよ」と言う。先に「信」を出せば、相手とのあいだで「信」が回り出す。信はその人の内部にあるのではなく、人と人のあいだにあるのだ。

一方で大澤さんは、「人はすでに何かを信じてしまっている」というところから思考をスタートしているように思える。言ってみれば社会現象とは宗教現象なのであり、その宗教現象を支える「信」というふしぎなものを、私たちにもわかるように取り出して見せてくれる。

このように近代的な知の枠組みからはみ出してしまう「信」という行為を、それぞれ反対方向から探っている感触が私にはあったのだが、この本でふたりが合流できたような気がしている。

分をわきまえない長広舌をしてしまった。長いあいだの望みが実現できて興奮しているのです。お許しください。

「ケアをひらく」の読者のみなさまに、どうにか本書をお渡しすることができて、こんなにうれしいことはない。ぜひ楽しんでください。

向谷地さん、幻覚妄想ってどうやって聞いたらいいんですか？　目次

III いつも土手の上から眺めていた
——向谷地家の秘密

Ⅳ

［大澤真幸＝特別寄稿］

〈知〉はいかにして〈真実〉の地位に就くのか?

――当事者研究の奇蹟

装画　武者小路晶子
ブックデザイン　加藤愛子（オフィスキントン）

I

幻覚妄想って
どうやって聞いたら
いいんですか？

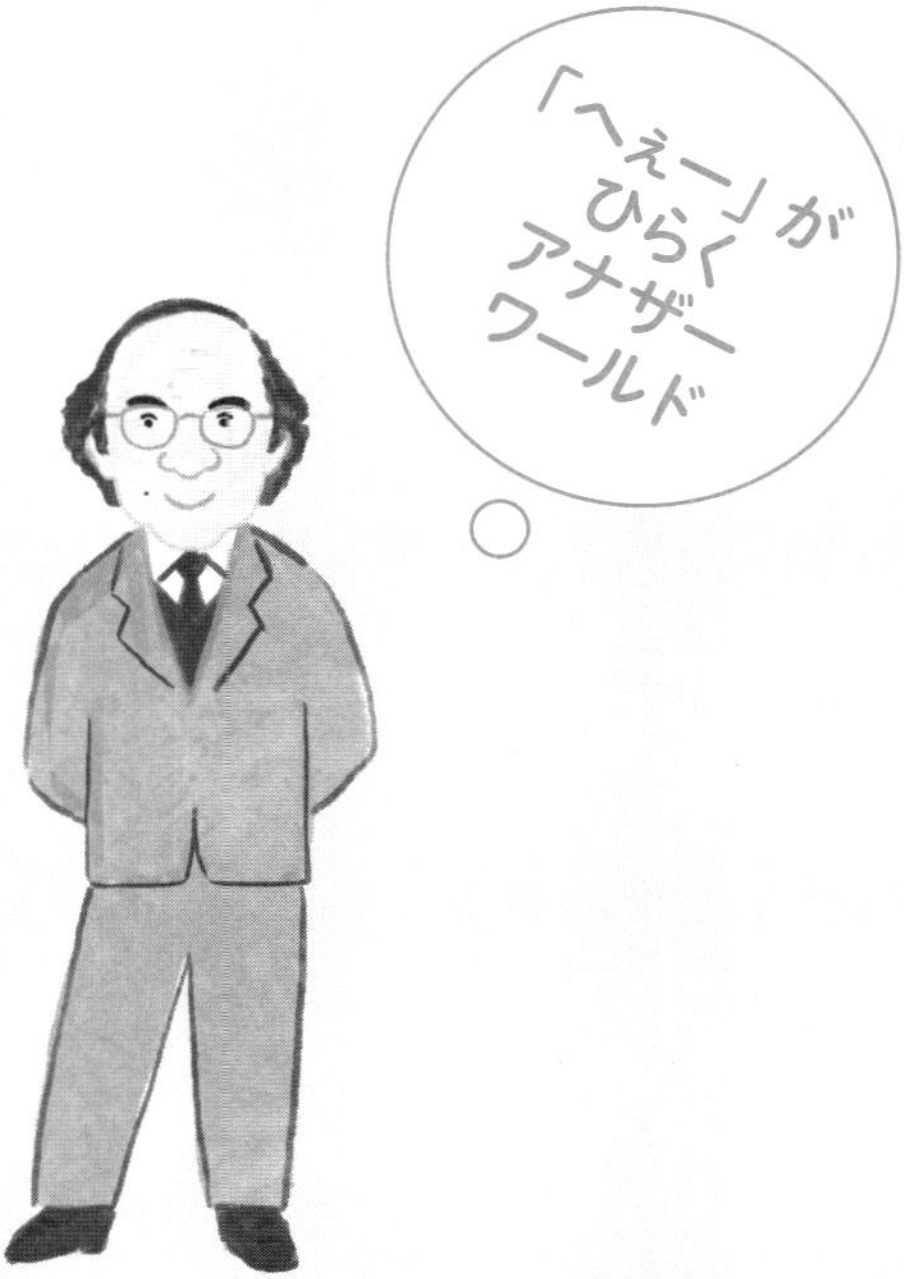

「幻覚妄想は聞いてはいけない」と言われてきた。「聞くと強化されてしまうから」と。もし一歩踏み込んで聞いたとしても、「私には経験がないからわからないなぁ」と〝あいまいな否定〟でやりすごすのが良心的だとされてきた。

しかしその精神科の常識は急速に崩れつつある。たとえば「病的であろうとなかろうと、どんな発言も重要だ」という立場をとるオープンダイアローグではぐっと踏み込む。「その話をもっと聞かせてください」と。そうすると打つ手なしと思われた事態に方策が見えてくるのだ。

あれ？ でもこれって「べてるの家」で長いことやってきたことと同じだよな……というわけで、向谷地生良さんにあらためて真っ正面から聞いてみた。

――向谷地さん、幻覚妄想ってどうやって聞いたらいいんですか？

＊この第Ⅰ部は、『精神看護』２０１６年３月号から４回連続で掲載されたインタビューを、ほぼそのまま再掲しています。

1 その神様ってどのへんにいるんですか?

——向谷地さん、幻覚妄想の聞き方を教えてください!

向谷地　ふふ、いきなりですね（笑）。……えーとね、私はここ2年ほどのあいだ、3か所の精神科病院に定期的に通って、スタッフと一緒にチームを組んで当事者研究をさせてもらっているんです。そのとき「いちばん大変で、手の掛かる、治療困難と言われている患者さんを紹介してください」って頼むんですよ。そうしたらある病院に「神様がテレパシーを通して14の罰を自分に下してくる」という人がいたんです。

——神様ですか。

向谷地　神様だけじゃなくて、もう人類の起源、宇宙の起源から、全部の話が入っている。

——でかい話ですね。そこに入院している人なんですね!?

向谷地　そう、もう20年以上に及んで。医師からは「統合失調症のなれの果ての人です」なんていう紹介をされましたが。

彼の話はあらゆるものの起源がからんでくるんですよ。私もそういう話って嫌いじゃないもんですから、「宇宙ってどこまでが宇宙なんだろうね」といった話をすると、ものすごく乗ってくる。「それにしても宇宙は不思議ですよね、○○さんの話ってすごくおもしろいですね」と言いながら、私は彼が言ったことを目の前で紙に書いて、テレパシーとのからみとかを聞いていくわけです。

――どんなふうに？

向谷地　全部、具体的に聞きますね。「神様っていうのは、どのへんにいらっしゃるんですか」と。すると「このへん」と言って、頭のちょっと上を指すんですよ。「見えるわけじゃないんだ。でも、わかるんだ」と言う。声が聞こえるわけでもないと。

――じゃあ、なんでわかるんですかね。

向谷地　テレパシーだって言うの。

――はぁ、なるほど。それなら声よりもっとすぐに通じちゃいますね。

向谷地　もうツーカーみたいな。で「神様は絶対だ」と言う。そりゃやっぱり宇宙を創造した人だからね。

新聞読むな、胸見るな

向谷地　そこで「その神様と、あなたが今ここに入院していらっしゃることには、どういう関係があるんですか」と聞いてみたんです。というのも、その神様は「何々をするな」という14もの縛りの罰を彼に下していて、それはもう絶対守らなきゃならないんだって言うもんですから。

それで14の縛りっていうのも具体的に聞いたんですよ。そうしたら「新聞見るな」「テレビ観るな」「部屋から出るな」。それだけじゃなくて、新聞には今日総理大臣が誰と会ったとかの「首相動静」というコラムがありますよね。その「首相動静を読むな」という縛りもある。すごくきめ細かいんですよ。そのなかのひとつに、「女性の胸を見るな」っていうのもあるんです。

「でも、女性の胸を見るなって言ったって、黙っていても、視界に入ってきますよね」そう言ったらね、彼はニヤっとして、「ちょっとだったらいいんだ」って。

――ハハハハハッ!

向谷地　そのへんがおもしろいんですよ。

――ちょっとご都合主義的な……。

向谷地　「失礼ですけど、学生時代どんなことを勉強されたんですか」って聞いたら、法学部で、公務員になりたかったそうです。自分はその方向に行く予定だったけれど病気になったから、と。

そのせいか今の防衛省がどうとか、安保法案がどうとか、SEALDs（シールズ）［*］がどうのこうのとか、もうすごく詳しいんですよ。こちらも新聞を読んでないと話についていけないぐらい。

＊　SEALDS（シールズ）……Students Emergency Action for Liberal Democracy–s（自由と民主主義のための学生緊急行動）。２０１５年に設立され、安全保障関連法に反対する国会前での抗議デモなどで知られる。

――「新聞読むな」って言われているのになんで知ってるんでしょうね。

向谷地　本人は新聞やテレビは見れないんだって言ってますが、看護師さんたちは「いや、読んでるような気がする」と。

それはそれとして、こんな話をしてると本人も喜んで。「話していると神様をしばし忘れられる」って。

――暇になると神様が出てくるんですかね。

向谷地　朝起きたときはいいみたいですね。昼あたりからみんなの活動がせわしなくなってくると、てきめんにテレパシーを感じてダメになる。ですから彼とは午前中に話すようにしてます。

陳情してもいいですか？

向谷地　あるとき、私は聞いたんです。

「神様から14もの罰を下されて、しかも一生精神科に入院っていうのは、ちょっと不当じゃないですか？」

すると彼は、俺もそう思うって。

「失礼ですけど、よっぽど何か悪いことをされたんですか？　神の怒りにも触れるようなことを」

「いや、俺、全然してないんだ」

「じゃあ神様のその罰は、根拠ないですよね」
そうしたら、心当たりがあるんだそうですよ。3回女性に告白して3回とも振られたんだと。「あれしか考えられない」って。なおさら変ですよね。告白するなんて普通のことなのに。

――しかも振られたんだし……。

向谷地　私は真顔で「神様の罰が下されるっていうのは、なんとも納得いかないですね。ちょっと私、神様に文句言いたくなってきましたけど、言っていいですか？」と聞いたら、「それだけはやめてくれ」と。自分もこれまでいろいろと神様に苦情を申し立てたんだけど、逆効果だったんだそうです。
「だからって、でもちょっと納得いかないですよ。わかりました。じゃあ私、神様に勝手に陳情してもいいですか」
そう聞いたら「あぁ、いいよ」と。

――あっ、陳情ならいいんだ。

向谷地　彼は「ただし俺は関係ないからね」と釘を刺すんですよ。だからね、神様宛の陳情書をつくったんですが、その書面の備考欄には「これは○○さんは無関係です」と一筆入れて。

――陳情書っていうのは具体的にどういう？

向谷地　いちばん上の真ん中に、まず「神様へ」って書いて。
「○○さんは非常にがんばっていて、まじめで誠実に過ごしているので、ぜひもう罪を許してやってください」

そんな文章を書いた。看護師さんたちが手作りしてくれたんです。

――この人はいい人だから許してくれと。

向谷地　そして看護師さんたちや職員がみんな署名をしてくれた。「署名したよ」と本人にその陳情書を渡したら、彼は枕元にずっと置いているんですよ。俺は関係ないからねって言っても、ときどき見たくなるんですね、誰が署名しているかって。床頭台から出して「この人も署名してるんだ、この人も署名してるんだ」って。「この人はまだだ！」とかね。

――案外よく見てる（笑）。

向谷地　それで、あっという間にその14の縛りが7つに減りました。そうしたら突然外出をするようになって、院内のプログラムにも参加するようになって。

――その方と向谷地さんが、神様について話をすること自体は禁じられてないわけですね。

向谷地　「神様は、私たちのこの話を聞いてるんですか？」と尋ねたら、「聞いてると思う」と。

「神様、何か言いますか？」

「いや、何も言わない」

「じゃ、認めてくれているのかもしれないね」って。

――それは彼自身が、向谷地さんと話していたいってことですよね。

向谷地　ええ、たぶん。この前「ところで神様ってどんな方なんですか」と聞いてみたんですよね。そしたら「神様って、好き嫌いがあるんだ」と言うんです。何が好きなのかを聞いたら、その人はね、「好きなのは政治と野球だ」って。

——神様は政治と野球が好き⁉

向谷地　逆に嫌いなのは何かと聞いたら、官僚と自衛隊だそうですよ。じつはその人のお父さんっていうのは、政治活動を熱心にしている人なんです。その影響もあって本人も、政治情勢や、どういうわけか官僚人事が気になってしょうがないようです。

それを聞いたとき、この人にとっての神って、もしかしたらお父さんかもしれないと思って。それこそ今度、お父さんを交えてゆっくり話してみようかなと。

——神とお父さんとその方と向谷地さんの４人でダイアローグですね。

向谷地　そうやって話をしているとだんだん、いわゆる妄想的な世界がほどけてきて物語が変わってくるんですよ。ただただ「訴えが多くて支離滅裂」と言われていたその人の、個性的でユニークな姿が見えてくる。

——ほどけてくる？

向谷地　そうですね。いわゆる〝妄想的な世界〟が動きはじめる感じですねぇ。それがリアルワールドと微妙に重なってきて、大きな物語の輪郭を見せはじめる。そういう意味でも、政治の世界を論ずる彼のスタンスっていうのは、やっぱりお父さんの世界と重なると思いますよ。

——お父さん、野球も好きなんでしょうかね？

向谷地　それも聞いてみようと思って。

――たとえばお父さんを交えて話しているときに「今、神様はどう言ってますか」と彼に聞いたら……。

向谷地　どうなるでしょうね、それは聞いてみないとわからないですけど……。ただ彼は「自分は90まで生きることになってるけど、もう退院は無理だから90までここ（病院）に置いてもらうんだ」とずっと言っていたんです。それが最近は、神様が「お父さんがいいんだったら退院してもいい」と言うようになったんですよ。そんなふうにね、変わるんですよ。

気持ちも生活歴も聞かない

――今までの話で気づいたんですが、向谷地さんはあんまり「気持ち」って聞かないですよね。

向谷地　ほとんど聞かないですね。

――普通、それを聞きたくなると思うんですけど。

向谷地　気持ちは聞かないし、その人の生活歴も聞かないですね。

――気持ちも聞かない、生活歴も聞かない。

向谷地　生い立ちは必要に応じてしか聞かないですね。

――じゃあ、何を聞くかというと……。

向谷地　今、その人が話していることですね。その人が生きている現実にすごく関心を持つ。興味がわくんです。

――事実関係ですか?

向谷地　まさに、その人にとっての現象としての事実関係ですね。この人にとってどういう意味があるんだろう、ってことをわかろうとします。本人側から言えば、「伝わった感」が大切ですね。

たとえば別の病院に、身体中にワイヤーが食い込んできてつらいという統合失調症で長期入院の人がいるんです。

「ワイヤーって太さがいろいろあるんですけど、どれぐらいですか」と聞くと、1ミリか2ミリなんだそうです。

「なるほど〜。太さ1ミリか2ミリのワイヤーが食い込んでいるんですね。それ、見えるんですか？」と聞くと、いや、見えないんだと言う。

「じゃ身体のなかに入ってる感じですかねぇ」と聞いたら、身体のなかじゃなくて、限りなく皮膚の表面なんだって。

――**身体の表面に1ミリか2ミリのワイヤーが。**

向谷地　巻きついてると。

――**でも自分でも見えない。**

向谷地　見えないけど自分ではわかる。

「そのワイヤーは24時間巻きついているんですか？　それとも外れたりほどけるときがあるんですか？」と聞いたら、お風呂に入ると緩むんだって。

――**あぁぁぁ！**

向谷地　こういう「なるほどねぇ〜」っていう話をどんどん聞いていくわけです。

「ワイヤーは自分で巻いたのですか?」と聞いたら、違うと。「巻いたのは厚労省の役人なんです」って。

びっくりして聞きました。「えっ、厚労省の役人? 何人ぐらいでやってるんですか?」。そしたら4人なんだ、と。

――4人……特定されてるんですね。

向谷地　彼は、このひどいことをしている4人を裁判所に訴えてるんだけど、役人たちは裁判所に出頭しなくて困っている。「やめてくれればいいのに」って彼は言ってました。「ところで、そのワイヤーはどうやって巻いていくんですか?」と聞いたら、「巻くんじゃなくて、頭にチップがあって、このチップから入ってくる」と。

――最新のテクノロジー……。

向谷地　看護師さんやソーシャルワーカー、そして他の入院患者さん何人かを交えて4~5人のチームで話を聞いているんですが、彼はみんなの前でワイヤーの様子とかをイラストで描いてくれます。そのイラストを眺めながら話をします。

「これじゃ不快でしょうね……。ところで、このワイヤーに何かいいところってあるんですか?」

「いいところはないんだけど……強いていえば、気持ちいい」

「えっ、そのワイヤーが? それは意外だ。どんな気持ちのよさですか? 背中が気持ちいいんですか? ……私ちょっと触ってみますね。……こんな感じですか?」

そう言って触ったら、そんな感じだって言う。

「じゃ、誰かにこうやって背中をマッサージしてもらったらどうですか」
「いや、それは気持ち悪いんだ」

――微妙なんですね。

向谷地　そういう話を毎回毎回聞いていく。次に、そのチップの位置を特定するわけです。「ここですか？ここですか？」「あっ、そこそこ」と。「このチップはどういう機能を果たしてるんですか？」と質問したら、「ここから自分の感情が全部吸い取られるんだ、厚労省に」と。

いろいろ聞いていきました。

「じゃあ外科的に取ることは可能なんですかねぇ」
「いや、取るのは難しいっていうか、取ったら困るんだ」
「困るって、ワイヤーはないほうがいいんですよね？」
「ここから、みんなの考えていることも入ってくるから」
「あ、そうか。ここのチップで人とコミュニケーションとってるんだ。じゃ、これ大事だねぇ」

――なるほど。

向谷地　その方に会うたびに、こうやってその日のワイヤーの状態について話してもらうんですね。こんな状態の人だから薬が比較的多めだと思うんですよね、口がちょっと回らない。だけどやっぱりそうやって自分を研究することを楽しみにしてくるんですよ。

あるとき「今日の感想は？」って聞いたら、「今日は全然話せませんでした」と言う。私は「みなさん、今日聞いていかがでしたか？　苦労がよくわかったと思う人」と聞いたら、みんな手をあげるわけですよ。そしたらね、ニヤッとするんですよね（笑）。

――妄想の世界のことであっても、「そのワイヤーは何ミリですか」と具体的に聞かれることによって、現実の地盤に降りてこられるといった感じでしょうかね。

アナザーワールドに入っていく

向谷地　おもしろいのはね、そういう話のなかに他者が出てこないんです。さっきの神様とのテレパシーもそうだけど、話題は常に「テレパシーと私」「神と私」なんですよ。

――神と1対1なんですね。

向谷地　リアルワールドじゃない「アナザーワールド」のなかで、その関係に苦しんでるんです。食事がまずいとかおいしいとか、誰々さんのことが好きだとか嫌だとか、そういうリアルな現実との話がほとんど出てこないですよ。
　だから、食事の話とかが出てくると、「あっ、回復が始まったな」と思う。むしろ、そういうことをいかに起こしていくかっていうことです。

――は？

向谷地　そういう苦労を起こしていく。

――あぁ、現実の苦労を。

向谷地　まさに現実の苦労を取り戻す。おそらく彼には苦手な看護師さんがいたり、病室でも病棟でも嫌いな人がいたり、うれしいことも嫌な思いをすることもあるでしょう。でも、そういうことがすべて封印されているんですよね。

――神との対話で完結していて、現実の嫌なものはみんな世界の外に追い出してしまっている。

向谷地　そういう世界のなかに、私たちも一緒にお邪魔して対話をするわけです。オープンダイアローグもそうだけど、その完結した世界のなかに他者が分け入っていく。

――さっき私は「空想の世界から現実の世界に着地させる」というニュアンスで言ったんですが、向谷地さんが今おっしゃったのは、むしろ「こちらから空想の世界に入っていって、そこを現実にしてしまう」といった感じですね。

向谷地　その人の空想的で非日常的な閉じた世界に私たちが逆にお邪魔して〝だんらんの時〟を持つことで、それは日常の一コマになるんですよ。精神病理学者の木村敏さんは「治療の目標は、患者が私たち生活者の仲間になること」という趣旨のことを言っています（『心の病理を考える』岩波新書、166頁）。そういう世界が、ほんのちょっとですが、そこで実現するということかもしれないですね。

2 殺人鬼の山姥が50人も⁉

5歳から戦争をしていた男

――前回、精神科病院に行って「いちばん困ってる人を紹介してください」と頼む、とおっしゃっていましたよね。他にはどんな方がいらっしゃいますか？

向谷地　もう2年前くらいでしょうか。ある病院で、見かけはしゃきっとした好青年ですけど、言ってることはもう大変な……。山姥《やまんば》が天井のところにいて、いつも彼を見張ってるんです。

――あの、その方に会っていきなりそういう話が聞けちゃうんですか？

向谷地　まずは自己紹介ですね。（声を少し低めて）「私はじつは○○さんと同じような大変な圧迫を経験した人たちに教えてもらいながら、そういう人たちが安心してこれからがんばっていくために、いろいろ参考になるようなことはないかなってことを、みなさんと一緒に考えたり研究するために、ここに勉強にきてる者です」と。

――当事者研究っていう言葉は。

向谷地　全然使ってないですね。〝研究〟という言葉は使ってますけど。「こういう仲間たちと一緒に研究してます」というように。この方にも「研究しているんでよろしくお願いします」と言ったら、「あぁ、いいですよ」と。

――案外あっさり（笑）**。向谷地さんと彼と、ふたりで当事者研究するのですか？**

向谷地　いや、心理士と作業療法士、ときには看護師がいたり、最近は他のメンバーさんも加わったりしてワイワイとやる感じです。

――どんなふうに話を進めるんですか？

向谷地　自己紹介をして、それが終わったらこんな会話になりますね。

「病室にいても大変なことっていうか、いろいろ圧迫があるってうかがったんですけど、今も変わりないですか？」

「今も山姥にやられて困ってるんだ」

「山姥ですか！　日本昔話とかに出てくるような？」

「そうだよ」

それを聞いて、参加しているスタッフが「すいません、その山姥ってどんな方なんですか？」と聞いたら、彼はちゃんと絵を描いてくれたんですよ。（ノートを取り出して）これが本人が書いた山姥の絵です。

――へぇ〜。山姥、思ったより若いですね。

向谷地　山姥は殺人鬼で、50〜60人が群れをなしている。14〜15人でひとつの軍団を作っていて、これが世代交代して、インベーダー化するって言うんですよ。彼はガンダムのプラモデルをいっぱい持っていて。あ、ガンダムが彼の味方なんです。すごいですよね。「おいくつのときからこの山姥にやられているんですか？」と聞いたら、もう5歳のときからだそうです。「5歳ですか～」ってやっぱり感心しちゃいますよね。

彼はずっと山姥との戦いに明け暮れていて、子どもらしい暮らしとか、小中高のエピソードとかはほとんど出てこない。戦いの人生なんですよ。

――しかし50人の殺人鬼って怖いです。

向谷地　「山姥がいるってどうやってわかるんですか？」と聞いたら、気配でわかるんだって。「あ、いたのね」って感じで、一見、非常に慣れ親しい感じだそうです。なにしろ5歳のときからのつきあいですからね。

その方はお母さんに暴力をふるって入院となってるんですけど、「こいつが母さんを襲った」と言うんです。おもしろいのは、「そんな山姥ならいないほうがいいですよね。帰ってくれとか言うんですか？」と聞いたら、「いや、わからないけど、つい呼んじゃうんだよね」と。

――呼んでるんだ。

向谷地　思わず「へぇ～、そうですか。この山姥って、あなたの人生をいろいろ狂わせたわけでしょう？」と聞いたら、だから戦争をしてきたんだと彼は言うんです。その一方でつい呼んじゃう。これは不思議な感覚ですよね。

「どういうときに山姥を呼ぶんですか？」と聞いたら、お腹が空いたときとか、体調悪いときとか、鬱っぽくなったときについ呼んでしまうそうです。

――へぇーっ！

向谷地　まさに「へぇーっ」ですよね。

敵から求婚⁉

向谷地　これまでは言い合ったり、取っ組み合いをしたりと、直接戦っていたそうなんですが、繰り返し当事者研究を重ねるなかで、今では「かわす」とか「やり過ごす」とか「呼ばない」とかに変わってきた。呼びたくなったら、薬（クロザリル）の力を借りたり、SST［*］をやったりと。

私は年3回ほど当事者研究のセッションに参加しながら、他のメンバーさんやスタッフと一緒にこういうやりとりをするわけです。ここが重要で、私ひとりで聞いたらここまで豊かな会話にはなりませんね。いろんな人がそこにいることで、自由な発想が生まれて、話しているうちにその場が〝気ごころ〟が知れた空間になっていくんです。そうして話し終わった後は振り返りをして、次の展開を考える。次の開催までのあいだは、心理士さんたちが毎週のようにずーっと話を続けてくれています。

――この方と山姥の話を？

＊　SST……Social Skills Trainingの略。ロールプレイなどを用いて、対人関係の持ち方や生活技能を学ぶ。

向谷地　そうそう。そのうちブルーガンダム、イエローガンダム、レッドガンダムが自分の味方をしてくれるとか、クロザリルが悪いゴーストを消すとかがわかってくる。こうやって彼の世界を分かち合っていくと、だんだんに彼のなかに変化が起きるんですね。
　山姥は今でもときどき出てくるんですけど、言葉で反撃はしても、自分からは山姥にアクセスしないようになってきた。今までガンダムと一緒に戦ってた彼が、突然「もう山姥のことは公安警察に任せることにしたんだ」なんて言い出したり。……そうしたらですね、この戦いが終結を迎えて――彼はそれを「無血革命」と言ってるんですけど――このあと、なんと彼は突然、山姥に結婚を申し込まれてしまうんです。

――わっ！

向谷地　でも、自分は断ったと。「山姥も80歳で先長くないから」って（笑）。このあたりから、彼は自分の退院のことを言いはじめたんですよ。アナザーワールドの話ばっかりしてた彼が、どこでどうやって退院して暮らすかという話をするようになってきた。

――まさにリアルワールドの話ですね。

向谷地　聞くと、山姥の存在自体はそんなに小さくなってないし、消えているわけじゃない。だけどあまりかかわらないっていうか、相手にしてないですね。そういうあしらい方に変わってきている。

対話が突然変異を引き起こす

――私は今、好奇心全開で患者さんの話を聞く向谷地さんのスタイルに衝撃を受けているのですが（笑）。

向谷地　ふだん私たちは友人や家族と会話をするとき、「～のため」という目的があって話をするというよりも、興味や関心があるから聞くんですよね。でも彼らは、そういう「目的のない関係」みたいなものを持ってないんです。治療を目的に〝患者〟として話を聞かれるけれども、〝その人〟自身として興味をもって話を聞かれているだろうかと。

臨床哲学の鷲田清一さんの本の中に、「私たち固有のかけがえのなさは、他者との関係において、誰かから名前を呼ばれる、という瞬間に成立する」という趣旨の言葉があるんですよ（『「聴く」ことの力』ちくま学芸文庫、２３０頁）。統合失調症を持つ人たちって、ひとりの人間として名前で呼び呼ばれるような関係を失っているような気がしますね。

――病院に行けば話はするけど、それは治療という目的のため、ですからね。

向谷地　そうです。でもオープンダイアローグは違いますよね。たとえば事前にスタッフ側が何の方針も持たないでしょ？「事前に目的を持って計画的に……」というような、定式化されたコミュニケーション方法でかかわるわけじゃない。準備されたコミュニケーションは、人との関係をつまらなくする。

――ケロプダス病院の精神科医カリ・バルタネンさんが「会話するときは、個人的なリスクを負って入ります」って言っていたのが印象的でした。「事前に準備しない」とはこういうことなんですね。

向谷地　べてるのみんなで講演に行くときも、打ち合わせをしません（笑）。ほとんど即興の世界ですね。そういうリスクがあったほうがおもしろい話ができるし。

――リスクを減らせばハプニングも減ってしまいますしね。

向谷地　ええ。人が人として存続する最も基本的な条件は多様性だと思います。先ほど紹介した鷲田清一さんも「語り合えば語り合うほど、他人と自分との違いがより微細にわかるようになること、それが対話だ」と言ってます。多様性があってこそハプニングが生まれる、つまり進化が生まれる。違うもの同士の関係があるから、突然変異が起きるわけです。だから対話っていうのは、関係に突然変異を起こすひとつの仕掛けなんです。

こすれ合って、丸くなって、人になる

――リスクという点でいうと、専門職はともかく、素人が興味本位で患者の話を聞くのは怖いと思いますが。

向谷地　私は意外にいいんじゃないかなと思っていて（笑）。

――え？　素人が幻覚妄想を聞いても？

向谷地　ええ。

――それはどうしてですか。

向谷地　あのぉ、なんだろう、それは、う～ん……。当事者研究の場でも、みんながみんな、その人の持っている出来事に対して受容的だったり、肯定的だったり、前向きな関心を持っているわけじゃないわけです。

――集団でやるわけですから、変な人もいますよね。

向谷地　べてるでもそうなんですよ。「な～にあんた、それ、あんたがずるいんじゃない

の？」みたいなことをポロっという人がいたり、「頭おかしいんじゃないの」みたいなドキッとするようなことを平気で言ったり。

でも、それに対して「それはずるいのとは違うと思うよ」とか、「いや、本人は大変なんじゃない？」とか、「自分の場合はこうだった」とか、そういういろんな声が波紋のように起きてくる。

自分の小さな経験が、みんなのなかで語られている。この現実そのものが大事なんじゃないかと思うんです。バフチンという人のポリフォニーの概念って、そういうことも含んでいますよね。

——不都合な声も含めてポリフォニーなんですね。

向谷地　オープンダイアローグの映画（ダニエル・マックラー監督「開かれた対話」https://www.youtube.com/watch?v=_i5GmtdHKTM）でも冒頭で、オープンダイアローグで何が大事かと聞かれて「大騒ぎ」と答える場面があります。なにかこう、みんなとわいわい今日も大騒ぎっていう……。その場のなかで多様な人たちが織りなす現実が、その人の大事なものを動かしていく感じですかね。

やっぱり人って、他人と常に触れ合いながら、揉まれながら、だんだん人になっていくわけです。とげとげした欠片《かけら》のような石が丸石になるように。だけど今の時代どういうわけか、とげとげしたままで、ずっと丸くなるチャンスがないままに大人になって、生きづらさをかかえてる人たちがいる。

対話ってある意味で、こすれ合いです。そういうこすれ合いのうえに、ある種のバランスが生まれてくるんだろうと思います。そのためには、自然で多様な微生物が息づく黒土のような場を作っていくことが大事になってきますね。

「研究」だから、不確かさに耐えられる

――ポイントは「大騒ぎ」なんですね。

向谷地　そうかといって雑談でもないんです。そのオープンダイアローグの映画を最初に見たときには聞き逃してたんですけど、2回目、3回目と観たときにね、〝co-reserch〟って言ってることに気づいた。日本語にすれば〝共同研究〟です。つまりオープンダイアローグは、じつは「研究」的なんですよ。単なる対話というよりも、何かを「発見」していくプロセスがその底流にあるんじゃないでしょうか。だから対話が続くんだと思いますよ。

――雑談だったらすぐに終わってしまうけれど……。

向谷地　オープンダイアローグの原則のひとつに「不確かさに耐える」というのがありましたよね。なぜ不確かさに耐えられるかっていうと、それが研究的だからだと思います。だいたい研究者って、不確かさに耐えられますよね。

――20年、30年とかかったり。

向谷地　そのわかりやすい例が、ノーベル賞を受賞した人たちの話です。その多くが予想だにしない失敗というかハプニングから生まれている。薬や材料の調合を間違ったり、機

械が故障したり、そうしたら予想外の物質が生まれたという感じです。実験も、コツコツと試行錯誤を繰り返すわけです。対話というのもまさに、そういう試行錯誤のプロセスなんだと思いますよ。だからこそハプニングが生まれる。

――ジグザグだけなのが雑談だとすると、研究はジグザグしながらも、どこかに向かってるという感じがします。

向谷地　希望学の玄田有史さんの言葉を借りると、「壁の前でちゃんとウロウロしていれば大丈夫」ということになりますね（『希望のつくり方』岩波新書、２００頁）。壁の前であきらめてしまうんじゃなくて、向こう側を想像しながら、「どうしよう、こうしよう」「こうやってみようかな」っていろいろ試行錯誤しながらウロウロする。私たちの課題は、そういう希望に満ちた場をどう作るかですね。

3

私たちは「良性の声」になりたいものです

それはディズニーの世界？

――前回は山姥の話で盛り上がりましたが、当人はさぞかし怖いでしょうね。

向谷地　アナザーワールドの世界で戦っているんだって彼は言いますね。彼自身がよく言うんですよ、「アナザーワールドとリアルワールド」って。

――本人の中ではリアル（現実の世界）とアナザー（もうひとつの世界）は弁別できてるんですか。

向谷地　できてます。というか、できるようになってきたという感じですね。そこに陰陽師の話がからんできたり。

――え、まだあるんですか。

向谷地　自分の血筋は天皇家とつながっていて……陰陽師っていうのは天皇にも重用されたんでしたっけ？

――いやよく知らないですが。

向谷地　まあとにかくそういう家柄だっていうんですよ、自分が。

――そういうとき、向谷地さんはどういう反応をするんですか。

向谷地　すごいですねぇって。

――やっぱり（笑）

向谷地　「じゃ、由緒正しき家柄なんですね」って。「それと山姥との戦いって関係あるんですか」と聞くと、やっぱり山姥と皇室の関係とかの長い物語があるんですよ。正直、その壮大な物語にふうふう言いながらついていってる感じもあるんですけど、おもしろいですよ。

――個人の成育歴がどうこうなんてスパンじゃなくて、もっと延々とつながっている物語なんですね。

向谷地　なんとかの尊《みこと》とか、なんとかの皇子《おうじ》とか、なんとか天皇とかね。まるで古事記の世界にも似た話です。それが山ほど出てくる。

――歴史的事実という点から見ると……。

向谷地　いや、それはわからないです。彼ならではの世界観だと思うんですけど、「なるほど～」と言いながらホワイトボードに描き出していきます。奇想天外だけどいわゆる支離滅裂ではないんですよね。ちゃんとストーリーがあってね。まるでディズニーの世界を見ているような感じです。

――それ、向谷地さんはどんな心持ちで聞いてるんでしょうか。

向谷地　そうやって彼が戦ってきた物語をあれこれ聞いているうちに、あるとき突然、「もう戦うのをやめようと思う」って言い出したんですよ。「山姥のことはもう公安警察に任せることにした」って。これにはびっくりしましたねぇ……。
　私たちも生きているなかで、こだわったり囚われたりする段階から、認めて任せるという次元に到達することがありますよね。そういうことにも似てるんじゃないかと。
　これは本当に人のあり方だとか、社会のありようとかにもつながる話題ですよ。だから私はその話を聞いたときに、「人生そうだよね、戦うのをやめて、人に任せることも大事だよね」ってしみじみ言いましたね。

換気扇さんが話しかけてきたらどうするか

——向谷地さんがそういう方向に導いてるわけじゃないですよね。

向谷地　結果としてそうなっていくだけですね。

——「この話は将来的に和解の道に行くんだろうな」とか思って聞いているんですか。

向谷地　いや、全然。

——俯瞰するようなメタ的なポジションではない？

向谷地　むしろ逆ですね。その人のミクロな世界に分け入っていって、内側からその人と一緒に全体を見上げる感覚。でも、ホワイトボードに物語の全体を描くときのイメージは俯瞰的ですね。
　今「その人の世界に分け入っていく」と言いましたけど、これはあくまでも私の感覚です。彼らにしてみれば、自分たちのほうから私たちの世界に立ち入っている感じなのかな……どっちなんでしょうね。

――いずれにしても行き来している。

向谷地　別な話になるんですけど、「換気扇が自分に話しかけてくる」という人から、ときどき電話がくるんですよ。2～3日前にも「換気扇さんが根も葉もない悪口を話してくるので困ってるんですけど、向谷地さん、換気扇さんと何か関係してますか」という電話がかかってきて。

――困りましたね。

向谷地　「じゃあ今度、試しに私が換気扇さんに話しかけてみますね」って。そしてこうも言いました。「また換気扇さんが話しかけてきたら、『そんなに私ばかりに話しかけないで、たまには向谷地さんのところに行ってください』って、ちょっとお願いしてみてください」。彼女は笑って「わかりました。今度そうやってみます」と。

――どうなりました？

向谷地　そうしたら今度は、換気扇のなかから私（向谷地）の声が聞こえるようになったって。そして、悪口を言う換気扇さんを監視するようになったって言うんですよ。それでですね、もっとおもしろいことに、換気扇から聞こえる声が「向谷地さんに叱られた～」っておちゃらけるようになって。

――それは意外な展開ですね！

向谷地　こういうのはもうメンバーさんとの「ご近所づきあい」の感覚ですね。要するに彼女は換気扇のエピソードを持って、私の家を訪ねてきた感じです。私は「どうぞどうぞ」と家に入ってもらった感じ。ときには私のほうからもお邪魔するし。

以前、彼女が半べそをかいて「ベランダから悪霊が襲ってくる！」って電話をくれたもんですから、「よし、わかった。なんとかするからちょっと待っててね」と言った後、気になって「どうなりました？」と電話したんです。そうしたら、私と話した後に「ベランダに壁ができて、悪霊がブロックされるようになった」って言うんです。不思議ですね。

別の人ですが、以前、小泉首相の声で「結婚しよう」と言われて承諾したって言うんですよ。そうしたら気が早くて、「体半分が先に霞ヶ関に行ってしまって歩きづらいのでどうしましょう」という電話もありましたよ。それで私は言ったんです。「え、それは大変だ、じゃあ今度東京出張したときに連れて帰りますね」って。

――連れて帰ってきたんですね（笑）

向谷地　出張の帰りに「このあいだの体半分が今、千歳空港に着きましたからね。4時過ぎには浦河に到着しますから」と電話をして、その時間に「どうですか？」ってまた電話をしたら「着いた！」って。笑いながら「よかったよ～」って言うんですよ。

つらいと思っている世界に私たち自身が一緒に入っていって、同じ目線で同じ感覚で対話をすると、不思議とその人たちのなかに変化が起きるんですよ。いつも換気扇さんと話をしていた人が、換気扇の話だけじゃなくて、少しずつ親子関係の苦労の話に変わっていく。まさに「アナザーワールド」から「リアルワールド」に軸足を踏み出していく経験ですね。

素朴に「そりゃ痛いでしょう」

――換気扇さんみたいなものを薬で消そうとするのが、普通の医療ですけどね。

向谷地　私は「友達とこんなトラブルがあった」という日常の問題と同じ大変さとして、換気扇さんの話も受け止めてます。

――「換気扇が話す」と聞くと、普通はその異常さにとらわれますよね。でも否定しちゃいけないから「あぁそうですか」って受け流すんでしょうが。

向谷地　私は素朴に「それは大変だ」っていう感覚ですよ。

――鶴見俊輔がunlearnっていう言葉を使ってますよね。「学びほぐす」みたいな意味です。学校で「換気扇が話すというのは幻覚妄想である」とlearnするわけじゃないですか。しかしせっかく学んだものを捨てて、素朴に「それは大変だ」って思えるようになるのは、ある意味ハードルが高くないですか？

向谷地　そうですね。でもね、よくよく聞いていくと、本当にリアルな世界なんですよ。たとえば幻聴さんに触られるときの皮膚感覚って本当に触られている感覚だし。「幻聴さんに回し蹴りを食らった」ってバタッと倒れる人がいるんですけど、本当に体に衝撃を感じるんですよ。それは偽りのない知覚であり身体感覚なんですね。

――わりと言葉どおりに受け止めるんですね。

向谷地　私はそうです。

――「回し蹴りを食らったと言うことで、本当は何を伝えたいんだろう」っていう問いには入らない。

向谷地　実際、それは痛かったでしょうって。

——その人が実感してる、と向谷地さんは思う。

向谷地　いや、本当にそう知覚しているんですよ。目の前で相手からぴしゃんと叩かれて、「今、本当に叩かれたと思う？　叩かれてないと思う？」って聞かれたら、誰だって「叩かれた」って答えるでしょ。痛かったもん。それを「実際に叩かれたのか叩かれなかったのか」って話になったら……。叩かれて痛いのに、「これは本当かそうじゃないか」と考えなくちゃいけないというのは、逆に不自然なことです。

——今まさに叩かれたのに「本当かどうか検査しましょう」と言われたら、その時点で会話の回路は閉じられてしまいますよね。

向谷地　それに、現にそういうふうに知覚してるんだってことを認められて、理解されると、逆に見分けがつくようになるんですよ。つまりそれが目の前で実際に起きたことなのか、いわゆる体感幻覚みたいなものなのか。

その見極めを可能にする条件というのは、「孤独からの解放」と「自尊心の回復」だと当事者研究の先行研究は教えてくれてます。当事者の森亮之《りょうじ》さんは、それを「妄想の壁をもぐり抜けて、人が自分に人間としてぶつかってきてくれた感覚」と言っています。この経験を現場が取り入れるだけで、きっと現場の仕事が楽しくなると思いますよ。

——普通は幻覚だからと距離を置くようにって言われるけれど、向谷地さんは逆に「それは痛かったでしょう」と接近戦に入っちゃうわけですね。

向谷地　そうですね。痛かったことを認めたうえで、一緒に状況を見極めながら、必要によって対処を考えていくわけです。認めたり認められたりする共感がないままにいるのは、お互いに余計つらいですから。

今年（2016年）の3月にお邪魔したイタリアのトリエステでは、「幻聴」という言葉そのものを使うことはやめようと言ってましたね。幻聴っていうのは聞こえない人の側からの言い方で、実際に聞こえる人の立場を損なうと。だから単純に「声」っていう言い方をしていました。

認知症のケアに学ぶべきこと

向谷地　認知症のお年寄りとのかかわりのエピソードなんですけどね。部屋に入ったらおばあちゃんが突然、スタッフの人の顔を見て「ぎゃあーっ」って叫んだそうです。どうしたんですかと聞いたら、得体の知れない怖い何かがいる、みたいなことを言った。「えっどこにいたの？」って聞いたら、「そっちのほうに今逃げていった」と。

そのスタッフは「じゃあ僕が追いかけて退治してくるから」と走っていって壁をどんどん叩いた。戻ってきて「退治したからね」って言ったら、「あぁ、ありがとうございます」と。

――六車由実さんの『介護民俗学へようこそ！』（新潮社刊）に書いてあるのと同じですね。六車さんが勤めているグループホームの社長さんが、あるおばあさんの家に行ったら、何か怖いものがいるって怯えていた。その社長さんは神社に行って魔除けの札を持ってきてね、ペタペタいろんなところへ貼って、

「これで大丈夫ですよ」って言ったら、消えてなくなったという話がありました。

向谷地　いやあ、まったく同じですよ。それが基本だと思いますよ。ですから私は、認知症の人たちのケアのやり方は統合失調症の人たちにもっと生かされたらいいと思ってるんです。その人の経験にこちらも入っていって、それを一緒に書き換えていくというか、上書きしていくアプローチをする。結局その繰り返しですよね。

――せっかくの素材を消すんじゃなくて、一緒に編集し直す感じでしょうかね。

向谷地　本当にそうですよ。認知症サポーターとかボランティアの人たちがどんどん増えてますけど、ああいう人たちがそのまま統合失調症サポーターになれるような気がしてるんですよ。そこに私は希望を持っています。

それともうひとつ、幻聴の声は、統合失調症を持つ人が暮らすローカルカルチャーの影響を受けているという論文があるんです（"Differences in voice-hearing experiences of people with psychosis in the USA, India and Ghana"）。スタンフォード大学の人類学者ターニャ・ラーマン教授が『British Journal of Psychiatry』という雑誌で２０１４年に発表しています。

――どんな話なんですか？

向谷地　簡単に言うと、競争社会のアメリカにいる統合失調症を持つ人の幻聴は否定的な内容が多くて、地域の共同性が保たれている途上国では、肯定的な内容が多い。そういうおもしろい研究なんです。

べてるの亀井英俊さんの「悪口幻聴さんの性格を変える研究」に瓜二つでびっくりしました。亀井さんの研究は、自分に対する前向きな情報をたくさん集めて、寝る前に目を通して、ニコッと微笑んで眠る実験を続けたら、幻聴さんの性格が変わってきたっていうものなんですけど。

ラーマン教授は論文の最後に、「特別な治療の可能性」に言及しています。それは「多くの〝良性の声〟が、よりよい経過および結果に貢献する」というものです。もし統合失調症の幻聴が、その人が住む地域の文化や人の言葉、意識に影響されているんだったら、それを変え得るのも、地域の文化や人の言葉や意識が形をとった〝良性の声〟なんじゃないか。私はこれを読んだときに、当事者研究の場で起きていることと同じだ、と思ったんです。

精神医療の現場もひとつのローカルカルチャーですから、私は精神医療者1人ひとりが〝良性の声〟となって、それを響かせることは、思いもかけない治療の可能性をはらんでいると思いますね。

4

オープンダイアローグは波乗りです

*2016年5月、オープンダイアローグの理論的主導者であるヤーコ・セイックラさんとトム・アーンキルさんが来日して、東京・渋谷でオープンダイアローグ・ワークショップが開催された。北海道から参加した向谷地さんに感想を聞いてみた。

やってくる波を乗りこなす

——向谷地さんがオープンダイアローグのワークショップに参加してもっとも印象に残ったことは何でしょうか?

向谷地　セイックラさんが、対話のことを、「あまりにもシンプルなので、逆に認識できないというパラドックスがある」って言ったんですけど、本当にその通りだなと。非常に素朴で当たり前すぎて、飛び道具なんてものはまったく使ってない。自然に時間が流れていく感じがして、それだけに何か、深いものが伝わってきましたね。「なんとかアプローチ」とか「なんとか療法」みたいなものはみんな、そのメソッドの個性とか特徴が際立っていますからね。

――「従来とは違う点」といったらどこでしょう。

向谷地　何点かあるんですけど……。

まず壇上で公開オープンダイアローグを行った場面で、肝心の主役である統合失調症を持つ青年が、衝立の裏からスマホのFaceTimeを使って参加するというおもしろい始まり方でした。その自己紹介で青年が「スピリットネーム」という不思議な名前を言うんですね。波乗りにたとえると、最初からクセのある波がやってきた感じですけど、セイックラさんはやり過ごすんじゃなくて波をちゃんととらえて、彼の言う〝スピリット〟について興味を持って聞いていくんです。そうすると青年は、よくぞ聞いてくれたとばかりに、自称、サイキックヒーラーである自分の世界、宇宙の話なんかを語りはじめた。

伝統的な診察場面や家族面接では、基本は「否定も肯定もしない」というスタンスだから、その場面でこんな（スピリットネームの意味を聞くような）踏み込み方はしないんじゃないかと思いますね。

――たしかにそうですね。

向谷地　それとですね、オッと思ったのが、おそらく青年が、調子に乗ってちょっと話しすぎたかな……、つまり、こんなことを話したらますます病気と思われて、どんな扱いをされるかわからない、というような不安な気持ちになって、後ずさりしはじめたように感じたんです。それで突然、「自分は何も問題ないし、オープンダイアローグも必要だとは思わない」と言い出す場面があったんですね。そしたらですね、セイックラさんが「それを聞いてうれしいです」ってサラッというんですよ。

みんなが自分の領域に干渉しようとしてるんじゃないかという不安感に裏付けられた彼の言動を、「うれしい」って返すわけですよ。治療場面だと、なぜ治療が必要か、薬が必要かを説明したくなるじゃないですか。それに対してセイックラさんは、彼の拒絶的な態度に焦点を当ててるんじゃなくて、「どのように問題を乗り越えてきたのか教えてほしい」って言うわけです。

私は、青年の言う「問題はない」という言い方は、強がりだったり、自分のまわりに壁を作ろうとしているように感じたんですけど、セイックラさんは彼を引き戻そうとするわけでもなく、彼のペースに合わせて全然無理してない。それで、家族とのやりとりを聞いていてくださいという感じでリフレクティングを始めるわけです。本当にさりげないんですけど、おもしろいと思いましたね。

いちばん重要な点は、この場面のなかの治療者側に、「治療方針に合わせる」という〝魂胆〟がないこと。言ってみれば波乗りのような感じで、来る波、来る波に合わせてこちらの構え方を変えて、たくみに乗りこなしていく感じ。

——波乗りというのはおもしろいですね。

向谷地　そんな気がしたんです。「なんとかモデル」のように、治療者側が事前に持っている専門家としての何らかの意図だとか方針で、場面に切り込んでいかない。相手の世界やその場に素直に身を置きながら、対話の波をとらえてみんなで乗りこなしていくんですね。

その波っていうのは決してひとつじゃないんですよ。家族という波もあるし、それから精神科医とか支援者とかも含めて、そのミーティングに居合わせた人たちのいろんな波がさざ波のように寄せては返す。

ミーティングがスタートした時点では、この一見バラバラな波がどんなふうになっていくんだろう、どうやって乗りこなしていくんだろうって思っていました。でも時間が経ってみると、バラバラだった波がそれぞれの個性を保ったまま、整えられていった。そんな感じがしましたね。

――波がなくなるわけではないけど、違いを保ったまま、整えられる。

向谷地 そうですね。青年の家族は、彼の独自の世界――アメリカの名の知れたミュージシャンの声に憑依されてコントロールされている状況――を知っているから、セイックラさんの反応に驚いたんです。

本当にいい家族なんですが、それなりに彼とのつき合いに苦労していて、戸惑いも多くて、いったいこれからどうしたらいいんだろうという不安の波もあるわけなんです。けど、セイックラさんと一緒に対話するなかで、不安以上に、青年に対する家族1人ひとりのやさしさだとか思いがその場に満ちあふれてきて、それが大きな波となって伝わってくる感じがした。それを聞いていた青年もきっと何か気づくもの、発見があったんじゃないかと思いますね。

その流れがとても自然で、私は終わった後「あぁ、これでいいんだよなぁ」みたいな安心感を得ました。

先を読まない

――あっさりミーティングに入っていく感じにも驚きました。

向谷地　いかにも「専門家が来たっ！」みたいな雰囲気をまったく感じさせないで、自然な形でそこに佇《たたず》んでいるような、そういう始まり方だったような気がします。

――波がそこにあれば、「その波はどんなものだろう」とアセスメントしたくなりますけど、それもしないっていうのは、向谷地さんはどう思いました？

向谷地　そうですね。アセスメントって普通、専門家が、自分たちの持っている尺度に照らし合わせて物事をいわゆる客観的に見極めようとする目的で行うと思うんですけど、当事者研究もオープンダイアローグも、そういう意味でのアセスメントは行わない。

最初に青年の見ているきわめて主観的な体験から始まったように、逆にどんな声であっても拾っていって、ひとりの言葉の波が別のひとりの言葉を促して全体としての対話の波を形作っていく。そこから生まれるそれぞれの主観と主観が織り成す波が、その場のなかに「何が起きてるのか」という気づきや発見を生んでいく。

ということは、アセスメントを専門家が独り占めしない、みんなでワイワイとやっていく、そこが重視されてる感じですね。そのために必要なセンスは、「先を読まない」というか、常に一手一手指しながら、その場その場でみんなで決めていくみたいな。だけど、決して場当たりじゃない一貫した態度。これにこそセイックラさんの生き方、思想を感じますね。セイックラさんは「対話の一回性」って言ってましたけど、即興的に起きる偶然性が場を好転させていくというアイデアです。そのなかで変化が現れてきて、整えられた波に変わってくるんだろうなと思います。

——即興って、心配じゃないですか?

向谷地　専門家は、そこがいちばん不安でしょうね。べてるのメンバーとの講演はいつも対話形式でやるんですけど、テーマと時間の確認だけで、ほとんどその会場の雰囲気だとか、ノリでするようになったんですね。すると私たちもやっているうちに「あっ、この波かぁ」っていうふうに見えてくるんですよ。それは決して私だけに見えてくるというんじゃなくて、みんなに見えてくる。

——そこに参加してる人全員に見えるのですか?

向谷地　だと思います。でも同じじゃなくてもいい。そこにいる人たちが、それぞれ感じて、見えている世界。それが重なり合って生み出される共同の世界、そんなイメージですね。それこそ鷲田清一さんが言っているように、対話っていうのは「語りあえば語りあうほど他人と自分との違いがより微細に分かるようになること」（せんだいメディアテークのパンフレット『対話の可能性』）に通じますね。

彼は絶対出たがりですよ!

——今回の主役である統合失調症を持つ青年は、セッションの最初にちょっと参加して、途中で退席し

ましたよね。

向谷地　彼なりの緊張感もあって退席したんだろうけども、あの場面で彼には、後ろ髪を引かれる思いもあったんじゃないかと思いますね。

――後ろ髪っていうのは?

向谷地　退席することにむしろ未練を感じているような……。当事者研究だったらね、「きみ、すごいよ!」って言って、衝立の向こうにいる彼をこちら側に呼び寄せて、思い切ってデビューさせちゃいますけどね(笑)。彼は絶対出たがりですよ。

――それはどのへんで感じるんですか。

向谷地　まずこういう場に出てきたこと自体がね、この人は場を求めている、表現の場を求めていると思う。

彼はギターを弾くと言っていましたが、彼の音楽のエネルギーの源泉は、きっとミュージシャンの幻聴さんですよ。それを彼の才能の一部として、「素晴らしい素質だ」という形でちゃんと認めていったらいいんじゃないかと思いますね。

――あの場では、話題が幻聴の道へ行くか現実の道へ行くかというときに、なんとなく現実方面に舵を切った感じがしました。

向谷地　家族も、彼の幻聴の世界とつき合うことに辟易《へきえき》してて、もう少し現実を生きてほしい、っていう苛立ちも言ってましたよね。一般的にはそうだし、現実方向に誘導しがちなんですけど……。私自身は、むしろ彼の言う幻聴さんの世界に興味を持ちましたね。そうすることで、逆にリアルな世界とつながりやすくなる。もしかしたら彼の言ってたミュージシャン……

――ボブ・マーリー？

向谷地　はい。青年に「ボブ・マーリーの存在は、あなたの音楽的センスに、もしかしたらものすごい影響を与えてるんじゃないですか？」みたいなことをぜひ聞きたかったですね。ボブ・マーリーがどういう形であなたをアシストしてくれるの？と。

現実はボブ・マーリーに乗ってやってくる

――このインタビューの文脈でいけば、当然そこはぐっと入っていくところですね。

向谷地　すごくそれを聞きたいですね。

――彼のほうも本当はそっちの話をしたい？

向谷地　したいはずと思います。そういう話があって初めて、現実の話が彼の視野のなかに入ってくる。最初から「ボブ・マーリーを捨てて現実の話を」じゃなくて、ボブ・マーリーの話を通して、彼は安心して現実の世界に入り込んできてくれる。

――でも彼自身が途中でボブ・マーリーの話をやめちゃいましたね。

向谷地　もしかしたら、ボブ・マーリーの話をするとまわりから病気とみなされると思っているのかもしれません。みんな潜在的に、自分の病気の重さをアセスメントされる恐怖を持っていますから。そういう意味では出しづらい。だから問題だとか病理的なアセスメントじゃなくて、彼という人間の可能性に積極的に関心を持って聞いていく。そうするなかで、お互いに何か変化が起きるんじゃないかと思いますね。彼は本当は、そのことをこそ語りたいはずだから。

――じゃあ彼がこちらに気を使って、ボブ・マーリーのことを話さなかったということですかね。

向谷地　「僕は病気じゃありません、調子いいです」とか、「具合悪いときはありません」って、最初は何の問題もないようにあっさり言ってましたよね。彼はあえてその話を避けたと思いますよ。

――お互いの平和のために。

向谷地　そうですね。案の定、あとでお母さんが、「ああいうふうに調子いいとか言ってるけど、じつは幻聴が襲ってくるとそれに影響されて大変なんですよ」ってバラしたもんだから（笑）、余計そうですよね。

当事者研究との違い

――当事者研究ならボブ・マーリーのほうに乗りますか？

向谷地　そうですね。当事者研究は、その人の持っている幻聴さんも含めた経験の可能性に、とことん興味を示しますからね。

――幻聴もその人の経験の可能性……？

向谷地　さまざまな可能性の一部で、とても大事な部分です。「幻聴は、その人の生きている地域文化を読み込んでいる」とも言われてますから。

――もしそこに切り込んでいったら、相手はちょっとびっくりするでしょうね。

向谷地　治療者も家族も、幻聴さんを「治さなきゃならないもの、なくさなければいけないもの」と思っているでしょうからね。そんななかで、幻聴さんの持つ意味は1人ひとりみんな違う。まあ、中には手放せない人もいますし、幻聴に助けられてる人もいる。でも、どっちにしろ、それをかかえる本人は困ってることが多いですから、なんとかしたい、聞いてほしいって思ってますよ。そういう意味で、当事者研究で初めて援軍に会ったような気分になるんだと思います。

一方で、「こんな幻聴があります。つらいです」って言うことは、主治医に対して間接的に「先生の治療はうまくいってません」と負の評価を下すことになる。だからそれはやっぱり言いにくい……。当事者研究は、その人の主観を丸ごと、しかもときには思い切り取り上げますから。

――当事者は自分の言葉にすごく気を使ってるんですね。すごい社会性がありますね。

向谷地　当事者というのは、それこそアナザーワールドとリアルワールドの狭間で、家族への配慮とかいわゆる社会常識とのあいだで揺れて苦しんでいる人たちなんですよ。幻聴を持ちながらそんな配慮とか常識を維持するというのはとっても疲れるし、大変ですよね。あのセッションで、「兄嫁さんが普通に聞いてくれる」って言っていましたね。あれは唯一の息抜きでしょうね。

――聞いてる私たちも、あの兄嫁さんの声でホッとした部分あります。ところで、当事者研究とオープンダイアローグの違いについて、あえて挙げるとすればどうなりますか。

向谷地　一番わかりやすいのは、病気の体験をどこまで聞いていいとかいけないとか、そのあたりに対するプライバシーのとらえ方ですね。海外でも当事者研究の紹介をすると必ず質問されるのが、「病気の話を聞いて、プライバシーは大丈夫なの？」です。一般的に病気の体験などを人に知られるというのは、予測できない不利益をもたらすというリスクを心配するわけです。だから病気を説明することが難しくなる。

でも当事者研究仲間の西坂自然《じねん》さんが言うように、自分の苦労だとか研究成果が人に知られるということは、「自分に新しい可能性をもたらすもっともメリットのある暮らし方」になる。その言葉のように、当事者研究では、いわゆる病気の体験は、人生の可能性を含んだ未発見の有用な経験の一部って考えますから、そもそも隠すという発想が生まれにくいんです。

――病気の体験について聞くことを、当事者研究はオープンダイアローグ以上に恐れていないと。

向谷地　「言いにくいことや知られたくないことよりも、言いやすいことだとか、言いたいことのなかに、より大事なものがある」っていう前提があるから、実際の当事者研究のミーティングでは、ご本人が言いたいことに沿って進んでいく形をとります。だからそのあたりは気を使わないですね。

最近おもしろかった当事者研究に、自分が虐待を受けた体験を「キノコとヘドロ」に置き換えた研究があるんです。ある人のなかにヘドロがあって、そこから毒キノコが生えてるっていう研究でしたけど、それをどうやってナメコに変えるかっていうもので、すごく盛り上がりましたね。ヘドロはその人のトラウマ体験なんですが、決して単なる個人のプライバシーの暴露じゃない。研究のスタイルをとることで固有の人生を責任と誇りを持って生き抜くための、ひとりの人間が見出した「生活知の発信と共有」になるわけです。これは個人を越えた社会的活動ですよね。

――違いといえば、自己病名をつけるというのも、当事者研究オリジナルですね。

向谷地　そうですね。当事者研究では、医学的な診断名で自分を説明しがちな現状を、自己病名という形で「遊びごころ」で反転させて、自分の苦労の取り戻しをして、自分の言葉で自分を説明しようとします。たしかにそこに違いがあるような気がしますね。

あと、オープンダイアローグは「家族」をベースに対話を展開しますけど、当事者研究は、「仲間」ですね。

最後に、あくまで印象ですけど、セイックラさんのやりとりがあまりにも自然で、そのお陰で逆に当事者研究の特徴――たとえば「苦労の専門分野は何ですか」とか、「得意な苦労は」とかいう言葉の使い方の個性みたいなもの――が、ちょっとわかったような気もします。その意味ではちょっとこう、当事者研究は若干クセがあるっていうか、飛び道具を持ってるっていうか（笑）。

リフレクティングで丸腰に

向谷地　やりとりの途中でセイックラさんが、一緒に面接をしている精神科医たちに感想を求めましたよね。自分たちはどう受け止めて、どう考えたかを、ちゃんと当事者と家族に見せてましたね。まさにオープンで、スタッフ同士の会話を密室で行っていない。あれは何気ないやりとりに見えたけど、じつは大事なことなんです。

――あれがリフレクティング［＊］というものですね。

向谷地　よくやりがちなのは、面談が終わってスタッフだけになった途端、本人だとか家族の問題点をこぼし合うっていうことです。でも、リフレクティングをすることで、対話が裏表のない「今、ここ」での真剣勝負になる。「スタッフは本当に本心で喋っているの？」という疑念を持っている当事者はすごく多いけど、ああやって退路を断つことがその場のリアリティを深めている気がしました。

――スタッフも率直に話し、そこで話したことがすべてである、と。

向谷地　そうですね。それによって当事者たちに「あっ、この人って私と同じ人間だ」と思わせるものがある。そう思われることで初めて実現する何かがある。鷲田清一さんが、ケアする人は「職業人になりきったら職業をまっとうできないという矛盾」があると言い、そしてケアというのは「そういう深い矛盾をはらんだ仕事である」と言っていますが（『「聴く」ことの力』206頁）、それに通じますね。

――たしかにセイックラさんには、いかにも専門職、というものを感じなかった。

向谷地　セイックラさんはベテランの臨床心理士ですけど、職業人としての枠組みを脇に置いたような、徹底した自然さを感じました。自分の武器を全部置いて敵陣に行くみたいな。いわゆる丸腰ですよ。当事者研究でいう「前向きな無力さ」っていうか。そういう意味では、「自分の専門性に則ってエビデンスに基づいて」みたいな人にはオープンダイアローグはつらいし、永遠に無理だと思いますよ。

――そうですか、永遠に無理。

向谷地 現在の専門家教育にしても、「自分たちが腕を磨いて知識や技術をどんどん重武装すれば、どんな場面でも立ち向かえる」というような、専門家が症状を取り除く、問題解決をするという発想から脱却しないとだめだと思います。

オープンダイアローグや当事者研究が目指そうとしている専門性って、むしろ徹底してそういうものを置いて、なんとか丸腰で人に対して向き合っていくようなもので、むしろ持っているものを置いていく。重武装から、前向きに無防備になる。そこに専門性のベースがあるし、そうであるからこそ家族も病気をかかえた本人も「自分が自分の専門家」として振る舞えるのだと思います。

――オープンダイアローグは、精神科病院をベースにしたシステムではできないだろうという意見もありますが。

向谷地 それは逆で、まったく可能だと思います。

――現状の日本のシステムでも?

向谷地 この第I部の冒頭で紹介したように、私は今、全国3か所の病院にお邪魔して、長期入院で治療やケアにいちばん困っている統合失調症の患者さんを紹介してもらって、

＊ リフレクティング……オープンダイアローグで用いられる技法。利用者が目の前にいない体《てい》で、スタッフ同士が援助について話し合う。

スタッフと一緒に当事者研究のスタイルで患者さんとミーティングをしてるんですけど、2年ほどのかかわりで、3人中2人が退院にこぎつけました。

そこで思ったのは、その人たちは、もちろん病状が悪くて退院ができないわけですけど、それ以上に自分の人生に行きづまっている人たちなんだと。彼らが退院するときにも、幻聴さんや妄想的な気分はそんなに変わってないんです。むしろ当事者研究で話し合うことで、そういうところをかかえながら生きていこうとする人間の土台ができていった。そんな気がしています。

山姥との戦いに明け暮れた青年のことを紹介しましたが（28頁）、彼は6年あまりの入院を経て退院することになったので、「何がいちばん支えになりましたか?」って聞いてみました。私は「みなさんのお陰です」と言うのかなと予想していたら、「アナザーワールドですね」って言うんですよ。「リアルワールドは、疲れます」って。

私は、笑っちゃいましたね。スタッフも大笑いでした。

こういうふうに、幻聴や気分は変わらなくても大丈夫なんですよ。退院できる人たちとの出会いって、現場の人間を励ましますよね。だから今の精神科病院の現場にこそ、オープンダイアローグ的なアプローチが求められてる気がしますね。

II

私は
こんなふうに
考えてきた

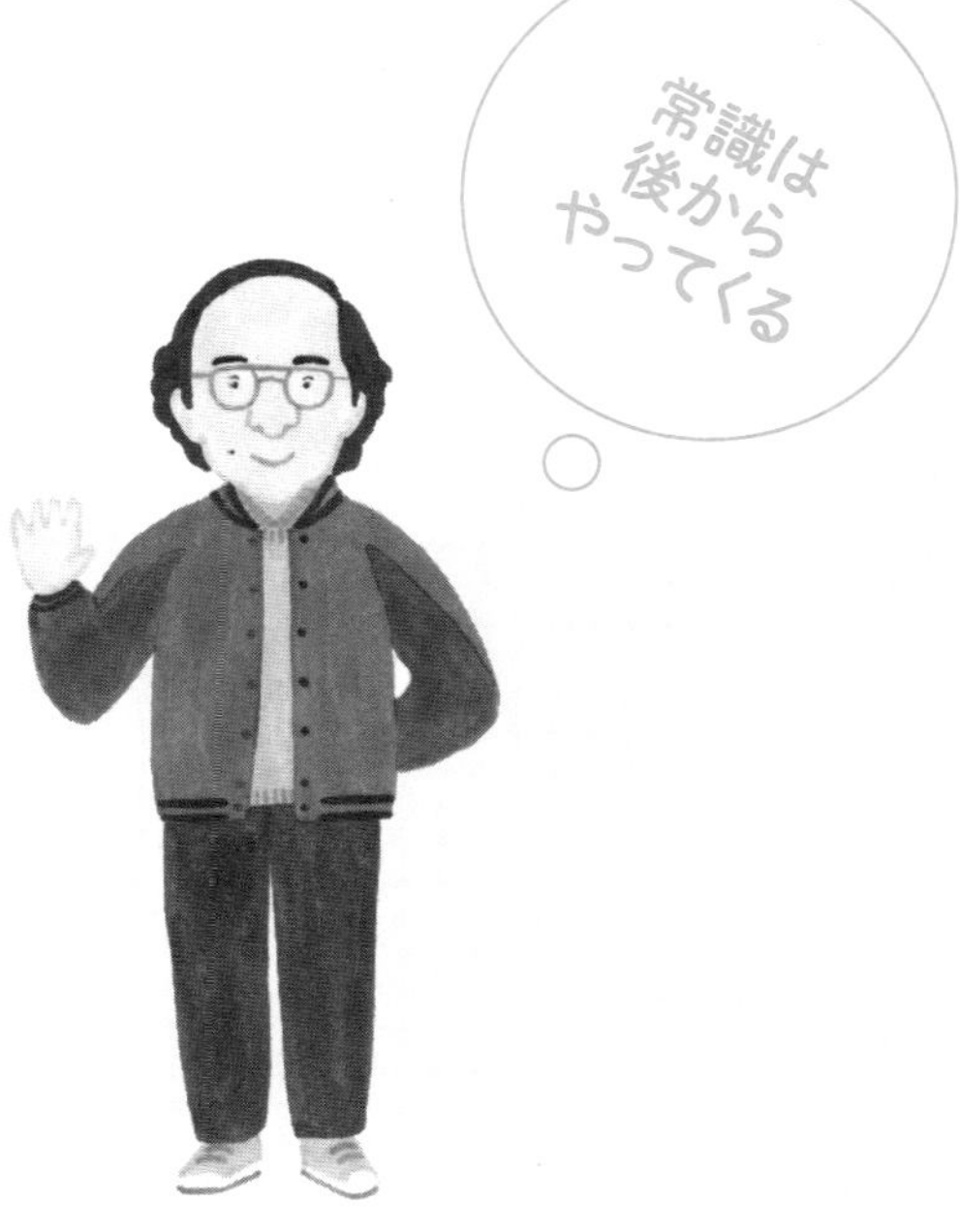

第Ⅰ部のインタビューは２０１５年から２０１６年、今から10年近く前におこなったものである。あらためて読むとたいへんおもしろい。というより、そのときより今のほうがわかりやすい。オープンダイアローグなどによって精神医療の常識も変わってきて、「あっ、向谷地さんはこのことを言ってたのか！」と気づくからだろう。やっと時代が追いついてきたのかもしれない。

第Ⅰ部ではさまざまな実践が具体的に語られたが、この第Ⅱ部では、向谷地さんがなぜそのような（ちょっと変わった）実践をするのか、前提になる考え方を知りたいと思い、さらに話を聞いた。

1 精神科の病気って何?

大きな山脈の頂きのひとつ

――2022年9月に『統合失調症の一族』(R・コルカー、早川書房)という本が出ましたね。とてもおもしろいノンフィクションなんですが、副題の「遺伝か、環境か」については結局、その人が持つある種の遺伝子に、体質と環境が掛け合わされて、結果として統合失調症になったり躁鬱病になったり自閉スペクトラム症になったり……という話が出てきました。

これはなかなか興味深かったです。というのは、これまで「統合失調症はこういう病気だからこういう処方をする」とか、「躁鬱病ならこう、発達障害ならこう」と疾患名からスタートする医療体系ができているけれど、それは本当に役に立つのだろうかと思ったのです。そのあたりについていかがですか?

向谷地 私もいわゆる統合失調症と言われる人たちとつきあって45年が経つんですけど、いつも自分なりに「統合失調症ってなんだろう」と考えてきた気がします。社会的なスティグマを解消するために「精神分裂病」から「統合失調症」へ病名を変更したり、「心の病か、脳の病か」かという学術的な論争、内科疾患をモデルにした病理的診断基準の模索、薬物療法への期待の高まり……などいろいろありましたよね。そのなかで私はずっと統合失調症を単一の疾患としてとらえることには疑問を感じてました。

——最初からそう思っていたのですか?

向谷地　途中からですね。それは決して私だけではなくて、診断基準の変遷をみても明らかに揺らいでいますよね。ただ、脳科学や遺伝子解析の進歩によって「統合失調症は、わかりにくいことがわかった」（糸川昌成『統合失調症が秘密の扉をあけるまで』星和書店、まえがき）のは大きな前進ではないかと思うんですね。そして今は、人間的、生命的な現象としてのとらえ方という方向に関心が向きつつある。DSM-5では「統合失調症スペクトラム障害」（その後「統合失調スペクトラム症」に）という見方を示していますけれど、それもこの流れのなかで起きていることだと思いますね。

——「スペクトラム」と理解することで、何が変わるんですか。

向谷地　それまでは、統合失調症を「単一疾患」として理解して解明しようとしてきたと思うんですね。でも「スペクトラム」というのは病気を一連の「連続体」として理解するということです。

2021年に亡くなられた木村敏さんも『心の病理を考える』（岩波新書）のなかで、「異症状形分裂病」という呼び名でそのようなことを言っていました。統合失調症というのは独立峰ではなくて山脈のなかのひとつなんでしょうね。たとえば生活習慣病でも、心臓を悪くする人もいるし、脳血管障害になる人もいるし、いろいろ出どころは違うけど、ベースは「生活習慣」でくくられる。それに近いものがあるんじゃないでしょうか。

――「山脈」というのが精神疾患全体で、その一部に統合失調症というちょっとした頂《いただき》がある？

向谷地　頂の下では全部つながっている、ということです。精神病理学者で、ずっと臨床をやってきた木村敏さんからはそう見えたっていうことだと思うんですけど、私も一理あるという気がします。つまり、体質や環境によってどれを発症するかが変わってくる。

――独立峰ではなく下でつながってるということは、違う診断名をつけられても、中身は同じじゃないかという部分もあるわけですよね。

向谷地　「スペクトラム」というくくりは、表面的に見える症状をとりあえずまとめて、臨床的なかかわりの目安にするということです。なので、変わることを前提としている。

みなさんにおなじみの早坂潔さん（「浦河べてるの家」代表）を例にとると、彼が中学のときに「火を噴くゴジラ」が見えて病院に行って診断されたのが接枝《せっし》分裂病。体を震わせて固まったときには、てんかんじゃないかと。そのあとが心因反応。一連の病名を全部もらっていて、まあ多種多彩です。そういう人が結構多いですよね。そのベースには彼なりの「生きにくさ」があり、親子関係のトラウマもあるわけです。

――潔さんには幻覚や妄想もありますよね。

向谷地　ええ。家に突然知らない外国人が訪ねてきて英語かなんかでいろいろ聞いてきたとか、警察手帳が突然目の前に現れて「おっかなかったんだ〜」とか、いろいろなエピソードがあります。今なら「発達障害ベースで、二次的に統合失調症様の症状を発症した」みたいな説明をされるかもしれませんね。

発達障害と統合失調症

――今の発達障害ブームと、統合失調症の新規入院患者が激減しているという2つの事実を合わせると、従来は発達障害がベースにあった人が不適切な対応をされて、こじれにこじれて病院に行って統合失調症と診断されていた。でも最近は過剰診断と言われながらも、発達障害の段階でそれなりに対処されているので、結果、統合失調症がこれだけ減ったんじゃないか。そんな話をよく耳にします。

向谷地　私も教科書で「統合失調症が発症するか否かは生まれた時点で決まっている。社会経済的な影響による変化はない」と教育されてきました。その意味では、統合失調症とされてきた人たちの一群が、発達障害を持つ人たちとして理解されるようになったのは大きな変化ですね。

まだまだ課題もあるんですけれども、発達障害がいちおう社会的に承認されて、そうしたエピソードに対して社会そのものが多少寛容になった。だから多少は生きやすくなったので、その意味で「こじれずに済んでいる」とはいえると思います。まぁ社会が少し慣れてきたんでしょうね。理解されたというより、慣れてきたという感じですね。

――重い統合失調症の人たちっていうのは、「こじれて煮つまった結果」みたいなイメージですかね。

向谷地　「重い統合失調症」と言われる状態にある人たちをどう理解するかは難しい課題ですね。私もここ7～8年、精神科病院で「治療抵抗性統合失調症」と言われる人たちのところにお邪魔して、数例なんですけど一緒に当事者研究を続けてきました。たまたまかもしれませんが、それなりに生活にまとまりが出てきて退院ができるようになったケースも出てきた。その経験からいうと、「こじれ」というのはむしろ、深刻な孤立感から本人を守るバリアとして起きている現象なのではないかという気がします。

人生に行きづまりを感じたり、他者と気心が通じ合う経験が乏しかったり、それらが合わさったところに孤立感や孤独感というのはやってくる。だから対話的環境が整えば、それらの圧迫は和らいでいくはず。そんな仮説を私は今持っています。

――一方で、統合失調症の軽症化が言われています。

向谷地　月に1回、女子少年院にお邪魔してるんですが、定員53名のところに6名しか入院してないんですね。それを少年院では、「非行の非社会化」と呼んでいました。アルコール依存症も、むかしは道で酒瓶を枕に寝ているような人や、激しい幻覚を伴う離脱症状を呈する人たちがたくさんいましたけど、今はほとんど見ませんよね。とはいえ総体としては、生きにくさをかかえた若者も依存症者も減ってないと私は思っています。生きにくさの態様が変化しただけだと思います。

診断名と治療パッケージ

――診断の話に戻りますが、現場では疾患名をつけると具体的な対処も決まってきますよね。たとえば薬が変わるとか。

向谷地　これだったらこうだな、これだったらこっちだ……と、治療側はいろいろな治療モデル、支援モデルをパッケージとして持っています。まずそのパッケージを当てはめ、そこから治療計画、援助計画を成り立たせる。こういう形で現場が成り立ってきた。……しかし考えてみれば、私も現場に45年いるんですけど、じつに変わりましたね。

——当時はまだ診断の力が強かった？

向谷地　診断そのものにまだまだ重みがあった時代が長かったですね。当時は精神科の病気は素人が立ち入っちゃならない、非専門家が立ち入っちゃならない、口出してはならない、特別な領域だったんですよ。

私も、たまたまそういうタイプの先生と一緒にやっていたので、「先生がどう判断するか、どう指示を出すか」ということがものすごく重視されていましたね。特に地域などでは、「病気なんだから病院と先生にお任せして、みんなはひかえ、ひかえ〜」みたいなね（笑）。そういう時代ですよ。

——そこでつけられた診断名にすべて集約する形でスタッフが働いていたと。

向谷地　特に精神科の看護師さんたちは、「診断と、それにもとづいた治療」をベースにした看護モデルを重視しますからね。ですから「この病態にはこのモデル」と、診断名に対応した治療スタイルができていた。私もそのなかで仕事をしてきました。

たとえば、たまたま家庭訪問したら「向谷地さん、このソファの角が破れてるのは、宇宙人がかじっていったんですよ」みたいなことを言われる。「どんな宇宙人ですか」って聞いたら「首が長いキリンみたいなものなんですよ」って。そんなことを耳にしたら「これはもうおかしい、再発したんじゃないか」ってすぐ病院に連絡して、「先生、変なこと言ってます」と伝えれば、「明日すぐ受診するように伝えてほしい」となる。「わかりました！」と返事をして、「心配だから病院に行こう」と一生懸命説得して受診させるわけですよ。それで入院になったりする。
そんなことばっかりやっていましたね。使命感を感じて。まるで病気と戦うゴーストバスターズみたいにね。

依存症当事者との出会い

——ちょっとおかしい人を見つけて、病院に連れていく仕事。

向谷地　駆け出しのころはそんなことを一生懸命やってましたけど、それを砕いたのは依存症の人たちなんですよ。私が勤めていた病院も断酒会やＡＡ［＊］の活動もさかんだったし、当時はものすごく全国的に盛り上がってた時代でしたね。

——浦河の実践の核心は、依存症の回復モデルを統合失調症に適用したことだと私は理解してるんですけど。

向谷地　そうなんですよ。当時の精神科治療は統合失調症が主流で、依存症者は性格に問題がある人と考えられていた。だから依存症に関心を寄せる精神科医は〝変わり者〟と言

＊　ＡＡ……Alcoholics Anonymous（匿名アルコール依存症者の会）。「言いっ放し聞きっぱなし」などのルールで集う自助グループ。

われていた時代ですね。

その反面、依存症者に関心を寄せる精神科医やスタッフには、家族や専門家も「共に回復するんだ」という視点があったんです。自助グループを重視して、仲間の力や語る力に着目する独特の立ち位置があった。後にカウンセラーの信田さよ子さんが、「アディクションアプローチ」と名付けたものですね。

だから本家本元である統合失調症の治療モデルと、依存症の回復モデルは基本的に違うんだと考えられていて、「依存症でキャリアを積んだ看護師は、精神科や一般病棟では使い物にならない」とまで言われていましたね。でも私は、依存症の人たちとかかわっていくうちに、むしろ学生時代から学んできた実存的なモデルと、この依存症の人たちの語りをベースにした回復のモデルには非常に近いものがあると感じました。

依存症の人たちも、もちろん幻覚や妄想を持つし、体も壊すし、家族関係も壊れていきます。でも、そのなかから回復していく人たちのプロセスを見ると、病気が治るというよりも、人間として立ち上がっていくプロセスなんですね。「本流と言われている統合失調症を持つ人たちも同じなのでは？」という実感にもとづいた仮説が自分のなかで生まれてきました。


――「病気を科学的に見る」というスタンスとはだいぶ違いますね。

向谷地　それぞれの疾患の原因を探って、それに合った治療方法を確立して、適切に対応すると良い結果が出る。そんな前提に対する疑いがどんどん出てきたわけです。
統合失調症はなぜ起きるかについてはこれからもいろんな知見が出てくるでしょう。でもいちばん大事なのは、アメリカで1990年代に、多くの当事者が著した手記をベースにして「リカバリー」の概念が生まれたということです。同じように、その病気を生き抜いた人たちの言葉や語り、今日でいうと当事者研究がそれに貢献できる気がしますね。
依存症の人たちの語りの場にいて思ったのは、もしかしたら心の病からの回復は、「つながり」とか「言葉」の獲得と大きな関係があるんじゃないかということです。だから、当時タブー視されていた統合失調症の人も他の病気の人も、もっと依存症のように当事者が語っていいのではないかと考えるようになったわけです。

――その人がどう体験してるかっていうことですね。

向谷地　私は学生時代に札幌の難病患者運動や重度脳性まひの人たちの自立活動運動にちょっとかかわっていたんです。その人たちは自分の病の経験を社会に発信していた。その延長線上で考えると、心の病を単なる「病気」として専門家がかかえ込むことが果たしていいのかって。これは私自身が精神科のチームに入って、ものすごく感じた居心地の悪さでもあったわけですよ。

病気を通り越した視線

――ある精神科医から聞いたのですが、昔は記録をとるときに医長が「患者さんの話は書かないでいいから」と言ったそうです。それは主観的な思いにすぎないからと。まさに向谷地さんが志向してるのと真逆のことが行われていたんですね。

向谷地　そうですね。聞くことで症状が悪化すると言われてましたからね。それでも私が「主観的な思い」に関心を持ったのは、依存症の人たちが語る惨めでユニークな経験のおもしろさに取り憑かれたからですね。

それともうひとつは、初めて給料をもらって、フランクルの全集を買い込んだんですよ。ボチボチ読みはじめてからわかったんですが、フランクルは、依存症も含めた心の病の根っこには「実存的な危機の偽装がある」みたいなことを言っていた。それで興味を持ったということもありますね。

――「実存的」って私は苦手な言葉なんですが……よくわからない（笑）

向谷地　決してなにか困りごとや悩みごとがあったから落ち込んでいるということじゃなくて、そういうものを越えて、じつは人間は存在しているゆえにさまざまな疑いや危機のなかに常にさらされている。そんな自覚でしょうか。人間なら誰しもが共通して負わされている存在の揺らぎみたいなもの。

――それが隠されている？

向谷地　つまり、「心の病」が存在の揺らぎを起こしているというわけじゃなくて、むしろ存在していることそれ自体によって私たちは常に揺らいでいる。これは仏教でもキリスト教でも、共通したひとつの人間観だと思うんですよね。その揺らぎをやわらげ、存在の危機へ直面するのを回避させるような役割。それを「心の病」が果たしているということなんじゃないか。

――そこのところをもう少し詳しく聞きたいなと。むかしから思っていたんですが、向谷地さんはじつ

は、病気とか困りごとそのものはあまり見てない気がするんですよね。

向谷地　うんうん。

――向谷地さんの視線はそこを通り越してる感じがずっとしていて、それが謎なんです。

向谷地　フランクルなどの実存主義的なアプローチ、あるいはヒューマニスティックなアプローチを目指す人たちに共通しているのは、「人間が本来持っている変えようのない生きにくさ」に目を向けることだと思います。そういうものを病気の力を借りたり、享楽的な生活にハマって隠蔽するのではなくて、人間がちゃんと向き合わなければならない存在の危機や揺らぎとして正直に向き合って生きていく。そういうまなざしが根底にある気がするんですね。

私なんかもすごく影響を受けています。「苦労を取り戻す」といったべてるの理念もここから来ている。依存症の領域でも、回復したあと、つまりお酒をやめて社会的なトラブルが落ち着いた後がいちばん大変だと言われています。そこからが本当の苦労が始まるよって。

存在の揺らぎとか危うさ、曖昧さみたいなものは、私たちが工夫したり発想を変えたりして乗り越えられるものではない。人間の努力や知恵を越えて、もっと大きな存在、サムシング・グレートに自分を委ねるしかない。そういう、ある種の謙虚さを持たないといけないと言っているような気がします。

――いちばん重要なことが人間のコントロールの外にある。AAの「12ステップ」もそこから始まりますね。

向谷地　私たちは人間も含めて世界の本質のごく一部のことしかまだわかってない。「わからない」ということを「わかる」。そこからすべてが始まるっていうことですよね。努力して何かを成し遂げたり、共通した根本的な原理を見出すことによってさまざまなことを解決していく、みたいなことはごくごく一部に過ぎないと。

自分の知らない、もうひとりの自分

――向谷地さんに出会って最初にインタビューしたころも、「プレディカメント」（P・ティリッヒ）でしたっけ？ そう言ってました。「克服してはいけない苦労や苦しみ」みたいな意味ですよね（『べてるの家の「非」援助論』225頁）。私は不思議な話だなぁーと思いながら聞いていたんですが、20年以上経って國分功一郎さんの『中動態の世界』も郡司ペギオ幸夫さんの『やってくる』も、自己コントロールを超えたものをめぐる話だなと思ったとき、意外なところでつながったんです。

向谷地　なるほど。話が飛ぶんですけど、私は今、少年院に毎月1回、刑務所にも毎月1回、医療観察法病棟はコロナでちょっと休んでますけど、この3か所に足を運んでます。そういう事態に陥った人たちと定期的に当事者研究を続けてるんですね。そうすると、私たち人間には、もうひとりの自分が自分のなかに用意されているような気がしてくるんですよね。

――もうひとりの自分？

向谷地　はい、遺伝子レベルで準備されたような〝原始的な自分〟というのがあるような気がして。そう思ったきっかけは、大阪の池田小学校で事件を起こした宅間守です。彼のところに生前、定期的に面接に行っていた心理士さんの話を読んでいたら、「あの事件を起こしてるときに何を考えてた?」という問いかけに対して、教員に羽交い絞めにされたときに「もうこういうことをしなくていいと思ってホッとした」と語ってるんですよね。

あと秋葉原の事件を起こした加藤智大《ともひろ》。このまえ死刑になりましたけど。当時の新聞記事に、こんなことが書かれているんです。なんであの犯行をするときにブログに予告するようなことをほのめかしたのかと聞かれて、「そうすることで誰かが止めてくれると思った」と。

それから20年以上前ですが、西鉄バスジャック事件がありましたね(2000年)。あの17歳の少年を西日本新聞の記者がルポしているんですけど、そのなかにある彼の手記にも同じようなことが書かれている。

――誰か私を止めてって?

向谷地　彼はこんなふうに書いているんですよね。

「何で僕はこんなことを書いているんだろう　さっき犯行声明文を出してきた　何か恐ろしいことを書いた気がする　僕は昔から怒ると何をするかわからないと言われたけど　最近もう一人の別のが出てきた　そして僕に恐ろしい事をすすめる　人を殺せ　人を殺せだれか僕を止めてください　もう止まらない　もう止まらない」(産経新聞大阪社会部『誰か僕を止めてください』角川書店、25-26頁)。

――彼は統合失調症だったんですか。

向谷地　それは、ちょっとわかりません。

——「恐ろしい事をすすめる」って書いてあるので……。いずれにせよ、コントロールできないものが自分の体を使っているという感覚ですね。

向谷地　また突飛な話をしますが（笑）、今から40年も前のエピソードですけど、私が浦河で働いて3年目だったかな、夜中の12時半か1時ぐらいに、泥棒に入られたことがあるんですよ。後にべてるの活動の発祥の拠点になる「元祖べてる」の古い教会に住みはじめたときに、1階の奥の寝室で寝てたら窓がガラガラって開いて。鍵かけてなかったんですよね。

街灯が外にあったから部屋を仕切っていたカーテンに人の影が映るわけです。それがどんどん近づいてくる。そしてカーテンがすすっと開く。「あれ、精神科の患者さんでも入ってきたのかな」とか「襲われるんじゃないか」とかいろんなことが浮かぶ。息を潜めて身体を固くしていたら、布団がめくられて足を触られたんですよ。

私はふだん大声で人を怒鳴ったり威嚇したりってことは、「やれっ」って言われてもできないんです。

——聞いたことないです。

向谷地　なのに突然、身体がバネのように反応して仁王立ちになって「誰だ！　そっち行け！」ってびっくりするような大声を出していたんです。電気をつけたら十代の少年が立ってた。

そのとき経験したことのない恐怖感を経験したんですね。頭のなかで「刺されるんじゃないか」とかいろいろ考えている。そしたら、それまで想像もしなかった自分が私の前に現れて、相手を威嚇しているわけですよ。立ち上がって相手を大声で威嚇してる自分を見て、「えっ、あなた誰……？　どこから来たの……？」っていう感覚。自分のはずなのに「あなたは誰」みたいな。後にも先にも自分のなかのその人には、その後は1回も出会ってないですけど。

――そういう自分がいるっていうことを発見したわけですね。

向谷地　そうそう。これはとっても不思議な経験で、「あの人って、いったい誰だったんだろう」って。なにか自分が知ってる自分とは別な自分がいて、危機のときに突然に現れて走り出す。そのあとあの人は小っちゃくなって、いつもの自分が出てきた。不思議でしたね。身体の震えが止まらないんですよ。声も上ずるし。でも自分で制御できないんですよ。

で、少年に「何しにきた？」と聞いたら、「映画観てたけど、お金がなくなって、空き巣に入った」みたいなこと言う。それで隣の牧師さんを呼んで2時間ぐらい一緒に話して、「家はどこだ？」って聞いたら10キロぐらい離れた町の郊外が自分の家だっていうから、「じゃ送っていくから、二度とそういうことするなよ」と。

そしたら1週間ぐらいしたら警察から連絡が来て、送っていった先で空き巣が発生して逮捕したんだけど、余罪を聞いたら私の名前が出てきたと。警察署に行ったら、あのときの子がマジックミラー越しにいた。私が送っていった先でまた入ったんですね。

――それに対しては悲しかったですか。

向谷地　もう笑ったっていうか。空き巣の手伝いをしたことになって。

――……向谷地さんだな（笑）。

2 「人と問題を分ける」の深い意味

なぜ人と問題を分けるのか

――前節の話は、向谷地さんでさえ自分のなかにコントロールできない人がいたってことですよね。

向谷地　これは別の人の話ですけど、最初の万引きのエピソードが6歳のときで、それからずっと児童相談所（児相）、次は少年院、大人になって各刑務所と、現在までほとんどの人生を司法の領域で過ごしてきた人と毎月1回会っていたんです。コロナで私たちがお邪魔できなくなって、3か月空いたんですよ。そしたら彼はまた規則違反をしちゃって反省室に入った。

――反省室？

向谷地　ひとり部屋ですね。1週間くらいだと思います。それで少し前に行って、そのことについて彼と一緒に振り返りをしたんです。

彼は「このままじゃ自分、まずいな」と思って、誰かに話を聞いてもらおうとスタッフの人に声をかけたら、「ちょっと忙しくて対応ができない」と言われた。彼は「どうしよう、どうしよう」と思っているうちに、結局反則行為をしてしまったと。反則行為といっても、備品をビリッて破る程度なんですけど。今まではもっと派手なことをやってた人なんですよ。それが今は、部屋にあったパンフレットを破って、自分から「破ってしまいました」と申告した。

その人にずっとかかわってきた刑務官がびっくりしていました。「このままじゃ自分、まずい」と思って相談したことを、「今まで彼からこういう言葉は聞いたことがない」と。「すごく変わったと思います」というコメントをしてくれたんです。

「このままじゃダメだ」と思って相談をしたというあたりに、つまり彼自身のなかに「人と問題を分ける」メタな発想が育っていることがわかりますよね。

――もうひとりの自分が何かしそうで困って、「助けてくれ」と言ってるわけですよね。

向谷地　「人と問題を分ける」ことによって語りを共有するこのプロセスは、あらゆる支援の基本中の基本だと思うんですよね。ここを省くとすべてがうまくいかないです。

大切なのは、誰もが危機状態に陥ると、ふだんは鳴りをひそめている「もうひとりの自分」が出現して〝戦闘モード〟になって走り出す。誰もがこうした素質を持ち合わせているということです。私も自分のわきまえとして、「いちばんかかわりの難しい当事者は自分である」という自意識を大事にしてますね。

ポイントは「コントロールできるようになる」ことではなく、「コントロールがむずかしい自分がいる」ことを知っていることと、できればそれを分かち合うことのできる関係を外に持っていることだと思うんです。ですから「人と問題を分ける」というのは、テクニックではなくて、関係のあり方だと思うんですよね。

——「人と問題を分ける」って技術レベルの話だと思っていたんですけれども、それ以上の、かなり大きな立脚点の話なんですね。

向谷地　そうなんですよ。

「なんで」の無意味

——もうちょっと聞きたいのですが、彼はなんで困ると万引きなどの犯罪行為に結びついちゃうんですかね。その理由をなんと語ってるんですか。

向谷地　ふつうは、そういうことに関心を向けるわけですよね。「なんでそんなことするのか？」って。そうやって理由を確認したくなりますよね。それがわかることによって、「じゃぁどうしたらいいか」がわかる気がしますよね。でも、じつはそうじゃない。「理由を探る」という流れ自体が、もしかしたら違うんじゃないかっていうことなんですよ。

私たちが刑務所に行ってやりとりするときは、こんなふうです。

「人の物を盗ったり、お金を手に入れますよね。そうすると、変な言い方だけど、どんないいことあるんですか」と聞く。そしたら「もやもやが晴れてスカッとする」とか。「そうか、スカッとしたかったんだね」。

それから「そのお金をどうしたんですか」と聞く。彼は中学2年のときに空き巣に入って結構なお金を手に入れてるんですよ。

「それはどう使ったんですか」と聞いたら、「旅行に行った」と。

「それまで旅行に行ったことなかった？」

「あまり行ったことなかった」

「ここだけの話だけど、どこ行ったんですか」って聞いたら、東北のあちこちをずっと新幹線で回ったっていうんですよ。「どんな景色がよかったですか」と聞いたら、あそこがよかったとか、ここがよかったって。「それはよかったねぇ」と。

「あちこち回って、どんな気持ちになったの？」

「おもしろかった、うれしかった、おいしいものも食べれて」

「そっか、そうやって自分を喜ばせてあげてたんだ」

そんな話をするわけですよ。

――被害側からしたら、こんな話を聞いただけでムカムカするでしょうけれど。

向谷地　そうですよね。でも、私たちはあえて逆にその人の世界のなかに入って、「そっか〜。今までそういう経験なかったし、それまでの家庭環境を考えたら、そんなのは夢だもんね」というところで話をするわけですよ。

で、部屋のなかに「ここは仙台」「ここは盛岡」と設定して、「一緒に旅しよう」って誘うんです。刑務官に「仙台〜っ、仙台〜っ」って言ってもらって、「どんな思い出ありますか」と聞く。そういうパフォーマンスしてみたり。

――「どんないいことがあったか」ですか……。反省を促すとは真逆なんですね。

向谷地　何を求めていたのか、どんな意味があるのかを一緒に確認していく。そういう問いを重ねていくんです。

私がなんでそんなやり方を思いついたかっていうと、常識にはずれていたり、一見問題行動だけれども、それを余儀なくされる状態があるんじゃないかって思うからです。「喉が渇けば泥水も飲む」ような、そういうのがあるんじゃないかって。こうして、その行為で助けられたこと、実現したかったことを確認していくことで、むしろその人のなかに本当の意味での反省が生まれてくる。

――その人は変わりましたか？

向谷地　さっき言ったようにね、自分がこのままじゃダメだと思って刑務官に相談したわけです。でも刑務所の文化は、そういう個別の困りごとを聞いちゃいけない。そういうことをやると公平に反するとか、受刑者のなかで「あいつはなんで特別扱いなんだ」っていじめにつながったりする。それで個別対応は控えるというルールがある。でも、彼のところとした行動は今までの経緯から考えられないって刑務官は言ってくれたわけです。

刑務所としては、懲罰的なプログラムを通じて自己洞察が促進され、反省が生まれて「二度とそういうことを起こさない」という自覚が生まれて、それが再犯防止につながることを期待するわけですね。でもなかなかうまくいかない人もいる。

私たちはそういう司法の期待だとか目的を脇において、「何が起きたか」「そこでどう自分が生きたか」「何を大事にしたかったか」「何を実現したかったか」という対話をコツコツと重ねていきます。

ある医療観察法病棟に、重大な対象行為をしてしまったにもかかわらず、病識も、事の重大さへの意識もない人がいたんです。その人と当事者研究を重ねて、最後に研究発表してもらった。そのとき職員の前で――誰もそのことを想像してなかったし期待もしてなかったんですけど――「あれは自分の責任です」って自分から語り出してスタッフがみんなびっくりしたということがありました。結局それが本当の意味での再犯予防につながる。まさに反省なわけですよね。

因果論から構成論へ

――「なんで？」と原因を聞くんじゃなくて、「何を実現したかったか」を聞く。そのあたりをもうちょっと知りたいです。

向谷地　彼自身がすでに心のなかで、「なんで俺はこういうことばっかりするんだろう」とか、「なんで俺はこういうことをやめられないんだろう」とか、「何が悪かったんだろう、誰が悪かったんだろう」っていうグルグル思考のなかにいるわけですよ。そういうことを考えてないかのごとく「なんで？」とまわりが畳み掛けることによって、逆にその人は、自分の考えに関心を向けようとする心に蓋をしてしまう。

私はよく言うんですけど、「病識」とか「問題意識」というのは、人に大事にされた実感とか、他者との信頼関係があって、〝ひとりじゃない〟という感覚のなかでしか起こらない。気心が知れたつながり感とか、そういうものを前提にしてしか起こりえないって気がするんです。

だから自信がなかったり、希望がなかったり、孤立感や孤独感に苛まれているなかで、反省だとか、病識の取り戻しを期待するっていうのは非常に酷なことです。自分の人生の無意味さだとか、将来の希望のなさを二重三重に認めさせようとするのと同じで、ますますその人を孤立に追い込む可能性がある。

――となると向谷地さんのやっていることは、単なるテクニック以上に、「そもそもその人は自分でもどうしようもできない問題に苦しんでいる」という初期設定がされているっていうことですよね。

向谷地　そうですね。反省を迫るとか洞察を迫るというのは、ちょっと違うかなっていう感じですよね。

以前、東京大学の熊谷晋一郎さんたちの「構成論的発達科学」という研究プロジェクトに参加したことがあるんですけど、参加にあたって「構成論的」の意味を念のために確認したんです。すると構成論というのは、原因を究明して解決策を探るという因果論的な発想では太刀打ちできない複雑系の領域に立ち向かうために生まれた研究手法らしい。で、原因を追究しないで何を追究するかっていうと、「何をどう実現したらそれがうまくいくか」を探る方法だと。

私は、当事者研究って構成論的だなと思いましたね。私たちが当事者研究で「それによって助けられてることは何?」とよく聞くんです。それはこの構成論の文脈でいえば、「何を実現したいのか」に着目することと同じだと思いました。

――構成論ってロボットをつくる人たちの発想ですよね。これとこれを結びつけたら歩けるようになり、

「じゃあ○○をするにはどうしたらいいだろうか」と考える。具体的に作っていくことによって、いろいろ発見していく。従来は過去にさかのぼっていって、原因を見つけて、それをなくすことによってよい状態になるんだろうという前提だったから、時間の流れが逆なんでしょうね。

向谷地 『べてるの家の「当事者研究」』(医学書院)の最初の章が摂食障害で、「どうやったら食べ吐きというものを実現できるか」を研究してましたよね。当事者研究ってものづくり的なところがあるし、構成論的な研究の発想とほぼ重なるという意味では、時代になってもいるんだなと思いました。

――大きくいうと、原因探索とか反省とかが無効化してるってことでしょうかね。

向谷地 そうですね。もちろん原因を解明して問題を解決するというのは絶対なくならないけれども、しかし全体としては、構成論的な流れのほうに行くんじゃないかな。

感情から情報へ

――構成論か……。そういえば向谷地さん、AIとか好きですもんね。

向谷地 はい(笑)。前にAI関連のホームページを見ていたら「情報に着目する」と書いてあったんですよ。私たちは「弱さの情報公開」って言ってますけど、なんで「弱さの公開」とは言わないで「弱さの情報公開」と言ってるか。それは自分の経験、自分に起きている現象をある種の〝情報〟として扱うからなんです。

自分で占有しないで、大切な〝情報〟として社会に還元して、共有することを前提としている。自分事なんですけど、あえて中立的に扱って、自分の色をつけない。

――色をつけない？

向谷地　「弱さの公開」と言えば、「自分はこれがつらい」「私は○○を悩んでいる」という気持ち重視の傾向がある。これはモノローグのプロセスなんですよ。でも「弱さの情報公開」と言えば、自分の経験を他人事《ひとごと》のように、他者の応答を前提として発信していくダイアローグのプロセスになる。それを通して、逆に、出来事が厳密な意味での自分事になっていくわけです。

――現象として語るということは、その現象を他人も使えるっていうことでもありますよね。

向谷地　他者に開いていく。だから聞いている側もその世界に入っていけるんですよ。隣のコンビニから電波を送られているって言われたら、「それはどんな電波なんですか」と聞いて、その人のロジックにこちらから入っていく。むかしの精神医療はそれをすごく警戒したわけですね、妄想が強化されるって。

――傾聴するというと、一般的には「感情を聞く」みたいに言われますが。

向谷地　たしかにそうですね。でも私たちは、起きている問題を「出来事」として見ながら、「不思議な現象」として一緒に考えていきます。

暮らしている家族は病気だと言うし、まわりはおまえの思い込みだって言う。いろんな意見があるけれど、自分としていちばん確かなのは隣のコンビニの店長さんが電波を送ってくることです。

彼はそれを「嫌がらせだ」と言うんです。だけど「その確信は何パーセントぐらいなんですかね」と聞くと、「9割方そうだけど、1割ぐらいはお母さんが言ってることが正しいかな」とか、いろんな言い方をする。100／0って今までほとんどないんですよ。1パーセントでも違う可能性を感じている。

そこで、「似たような経験をしてる人が私のまわりにいっぱいいるから、そういう人たちからの情報をもらいながら、ちょっとこれ一緒に考えていきませんか」という話をする。こんな感じです。

「似たような経験をした人たちから集めたデータに〝なつひさお〟っていうのがあります。悩み、疲れ、暇、さみしい、お金がない、お腹が空いた、お薬を飲んでいない。そんなときに電波を送られたっていう人たちがいるんですよ。何がどうしてそうなっているかわからないけど、たとえばこのなかで当てはまるものありますか？ あくまでも仮でいいですけど」

すると「自分は〝さみしい〟かもしれない」って。そこで、私は「さみしさと電波の相関関係っていうのがあるかもしれない。興味深いですね」と言って、「ちょっと実験してみましょうか」と。

実際にそこで提案したのが、ひとり2分以内で世間話をすること。この1か月間誰からも電話が掛かってこないし、誰にも電話したことがないと言うので、「10人募って、みんなと2分間世間話をする」というプランを立てて、「いつでも電話くださいね」と伝える実験をしました。するとさっそく掛かってきて、1週間もしないうちにコンビニの電波がやんだ。なぜそうなったかはわからないけど。

──「なぜかわからないけれど」ですね。

向谷地　当事者研究では、この手のプロセスで解消されることが非常に多いんですよ。まさに構成論的だなと。

──当事者研究といいながら、原因を追究してる人もいますよね。

向谷地　プロセスとしては、それもありだと思いますね。たとえばリスニング・ワークで「今回の集まりに対する期待など最初にふたり一組になって5分間、言いっぱなし聞きっぱなしでスタートしましょう」って始めたとします。この前もあったんですけど、「最初の人が5分過ぎてもずっと話していて、結局相手の人は『そろそろ』と言えなくて10分聞いちゃった」と。

でもね、プロセスとしてはそういうこともあると思いますよ。聞く→話す→聞く→話すっていうことの難しさを知ったり、「気をつかう自分」と「話したら止まらない自分」とが出会う。そういう経験をして、自分で修正していけばいいんです。

当事者研究を始めても全然研究的でなかったり、対話的ではなかったりのプロセスをたどる人たちもいる。でも結局それを通してみなさんが気づいてくれたら、それはそれで私は大切な経験だと思っています。

──先ほど、外部の人もそこに参入できる中立的な情報という話がありましたが、「このときこうだった」という具体的な事実を表に出せばいいってことですか。

向谷地　上野千鶴子さんがそんな題名の本を出していましたが、情報生産者になればいいんですよ（『情報生産者になる』ちくま新書）。

「大切な情報」という視点から自分の体験に関心を寄せて、先行的な取り組みや身近な人、仲間の経験に学びながら、新たな情報として発信する。まさしく当事者研究ですよね。その意味では誰もが情報発信をするリサーチャーになれる。そのことを通して、さらにいろんな情報が集まってきて、そこから自分が想像しなかった新たな知、価値が生み出されていく。

たとえると木の年輪とかマトリョーシカのように、情報が折り重なるところからおもしろいことが生まれる。あるいは、それまであまり価値を見出せなかった出来事、経験の価値が見えてくる。それをまた自分事にしていく。

だから対話は情報生産のひとつのプロセスであって、今に「開かれた対話」は、未来を「拓く対話」なんですよね。

――ひとりだと、自分の情報を自分で解釈して、自分で説明して、自分で納得しているわけですね。

向谷地　よく「語ることによって傷つくんじゃないか」とか、「トラウマ的なことが再現されるんじゃないか」と言われますよね。そうした不安を根拠に、長いあいだ専門家が「語りの管理」をしてきたわけです。

管理された環境のなかで、ひとり語り（モノローグ）を強いられてきた。ポリフォニー（多声）の世界は、一種のリスクの高い危険な場として回避されてきたわけですね。しかし私たちは、そこに切り込んでいった。

なぜかといえば、依存症の人たちの回復のプロセスのなかにある「仲間」と「語る」ことの大切さを目の当たりにしたからです。しかも当事者研究では、その語りの部分を「情報発信」というメタでデフォルメされた形（トラウマ体験を「心のなかに溜まったヘドロ」と表現するとか）で発信する。これで安全を担保できることを学んだわけです。

その人は情報生産者として情報を発信する。一方で専門家は専門家としての知識や技術を踏まえた情報があるから、彼らも情報発信者としてそこに情報を出していく。最近私は、専門家のパーソナルな経験が持つ「情報としての可能性」に着目していますが、そこで大事なのは、情報に対して権威性を持たせないことです。当事者も専門家もあくまでも対等な情報として発信して、有効だと思うものは互いにどんどん活用してみる。

――情報を扱うコツってありますか？

向谷地　半信半疑であっても「ちょっと実験してみようかな」程度に採り入れてみればいいんですよ。相反する考え方や発想も「ひとつの情報」として、自分というフィールドで扱ってみる。その経験に対して、互いに謙虚に学びあいながら、次のステップに臨む。

それをコツコツと繰り返していくと、よくある信念対立とか、どれが正しいかっていうことの争いからみんなが解放されるんじゃないですかね。

エビデンスは自分

――中井久夫さんも言っていましたが「実験精神」ですね。

向谷地　そうですね。まさしく中井先生の口癖だった「実験に失敗なし」ですよ。なぜ信念対立を乗り越えていけるかというと、当事者自身がそれを実際に生きてみるという「実験」をそこでやるからです。

従来のエビデンス・ベイスドのアプローチというのは、モルモットやサルで試してみて、ちょっと手ごたえがあるなと思ったら無作為に人間で試してみて、という手続きを経る。でも当事者研究の場合は、自分自身で試してみることによって主体的に検証していくわけですね。一般化は想定していない。「今、ここで、自分だけ」を重視するわけです。

たとえば幻聴さんにお茶を振る舞ったり、「お帰りください」って言ったら帰ってくれた。幻聴さんには丁重に接するのが大事なんだということがわかったと、実験報告がされる。

――それを聞いた別の当事者が、自分もやってみたけれどうまくいかなかったら？

向谷地　幻聴さんが襲ってきたら、今までは「あっち行け！」って喧嘩してたけど、お茶を出してもてなすのが大事らしい。そこで自分もやってみた。だけど全然ダメだったと。

――はい。

向谷地　そこでふと「お茶でダメだったけど紅茶にしてみようかな」と思って、紅茶にしたら効いたとかね。

――ちなみにその人は……。

向谷地　自分が紅茶が好きだったみたいね（笑）。

透明人間の幻聴さんが夜来て顔に落書きされるっていう青年がいたんですね。朝起きて鏡を見たら「バカ」って書かれたということで、みんなで話し合って、今度幻聴さんが枕元に来たらお供えしたらどうだろうってことになったんです。そこで自分が好きなものを枕元に置いておく実験をした。彼の場合はリンゴとコーラだったんですが、ドンピシャだったんですよ。朝起きて鏡を見たら顔に「ごちそうさま」って書かれてたっていうんです（笑）。「意外に自分の好みと幻聴さんの好みが合う」って言ってましたが。

――まぁだって自分ですもんねぇ。

向谷地　こうした「実験」もひとりでやるんじゃなくて、対話を重ねること、ミーティングをすること、仲間に相談すること。すると情報発信そのものが活発化して、いわゆる言葉が積み重なっていくプロセスを促進する気がしますね。小枝が集まって巣ができる感じに近いですね。オープンダイアローグにも似てるんじゃないかなと思いますね。

まずは歯車を噛み合わせる

――ある人が「ひとりのときの沈黙と、自助グループのなかでの沈黙は意味が全然違う」と言ってました。同じ沈黙なんだけれども、それを見ている人がいるということが、質的にまったく違うと。

向谷地　まさしく「開かれた沈黙」ですね。沈黙自体が対話的な意味を持つ。だから話の内容より「気心が知れる」とか、「話が噛み合う」とか、「言うことが伝わる」っていう実感がとっても大事じゃないかなという気が最近しています。

ある医療観察法病棟で、本当ににっちもさっちもいかなかった統合失調症の入院患者さんが、今では当事者研究の会のリーダーになっているんですよ。もう自分たちで会を企画して、新しく入ってきた人たちに声をかけて、グループに誘ってやってるんですよね。その人が最近、退院が決まって……。

――困りましたね、リーダーがいなくなっちゃう。

向谷地　スタッフも「困った」って言ってました。想定外のうれしい悲鳴です。

言葉のサラダ状態で取り付く島がなかった彼が典型的で、当事者研究の場で、話が通じる、気心が知れる、自分の歯車にちゃんと噛み合う人ができるとちゃんと整ってくる。「人ってこんなに変わるんだ！」って思います。世の中には噛み合わせを見出せない人たちがいっぱいいて、そして一人でグルグルしてうまくいってない人たちがたくさんいるんじゃないかと思います。

――噛み合わせがズレちゃっているんですね。

向谷地　社会の歯車から脱落したり、噛み合わせがない状態というのが「孤立」です。だから私たちはつい、その人の歯車をこちらに合わせようとしたり、逆回転させたり、早く回そうとしてしまう。そうじゃなくて、一人でグルグル回っているその歯車にこちらの歯車を合わせていくんです。最近注目されている伴走型支援っていうのはそういうものだと思います。

歯車を合わせてその人の物の見え方や、あるいは「この人はこう感じるんだ」ということを再確認していくやりとりのなかで、彼らも自分のなかにまとまりがついてくるんじゃないかと私は思ってるんです。

――さっき「それをすることによって、どういういいことがありましたか」という質問があったじゃないですか。それは相手の歯車に自分の歯車を合わせるひとつのプロセスなんですね。

向谷地　そうだと思いますね。

――歯車さえ合わせられれば、あとはうまくいってしまう。

向谷地　以前、べてるのメンバーで、すごく話にまとまりがなくて噛み合わない人と思われている人に、私は必死になって振り落とされないように話についていったんです。女性の統合失調症の人だったんですけど、そうしたら途中でポロっと「あれっ、向谷地さんと話が通じた。おもしろい」って言ったんですよ。

――こっちは全然通じてない感じなんですか。

向谷地　いや、私もその人と話をしてみて、いろいろ話があちこち飛ぶんですけど、この人はうれしいんだなとか、楽しいんだなとか、困ってるんだなとか、今、何か考えてるんだなとか、何かに興味を持ってるんだなとか。飛び交うキーワードのなかからそれらを察知して、「え〜、それはおもしろそうだね」とか、「それは大変ですね」って、ただそれだけ。

いろいろな話のなかから、警察だとか、秘密結社だとか、そういう得体のしれない組織からの圧迫を感じているということになると、「狙われてるとか、そういう怖さとか経験したことがあるんですか」と聞いてみたり。いっぱい出てくるキーワードに着目して、そこから話を紡いでいく。

ほかにも、浦河でチームを組んで試してみたいなと思ってる人がいるんですよ。彼は有名大学の商学部を出てて、いろんなことをよく知ってるんですよね。でもまったく話が通じなくてですね、一般的には何を言ってるのかよくわからない。

――向谷地さんですら何を言ってるかわからない？　どうすればいいんだ。

向谷地　商学部だったから、大塚久雄だったかな、名前があがった。私も詳しいことは知らないけど、「あぁ、有名な経済史の学者ですよね」って言ったら「あっ、知ってんだ」みたいな表情するわけですよ。そこで「私もあまり経済のことはわからないけれど、大塚久雄を読んであなたが当時共感したこととか、学んだことが何かあるんですか」って聞くと、すごくまともなことを言うんです。「あっ、なるほどね」と。「そっかそっか、経済っていうのはそういうふうに考えるんだ」と返すと、意外にそこから話がつながってきたり。そういうことを重ねていくと不思議にだんだん整ってくる。

――自分がかかわれるような「とっかかり」を見つければいいんですかね。

向谷地　その人が困ってるのか、うれしいのか、何を考えてるのか、何にこだわってるのか、そのへんのざっくりしたものをテキストのなかから探す。そういう意味では、こっちもそれなりの情報量が必要ですけどね。

――妄想のすごさに圧倒されないで、何か糸口をひとつ見つけると、意外にほぐれてくる？

向谷地　そういう仮説を私は持ってるんですけどね。物心ついたときから山姥がずっと自分のまわりにいた人のことは、第I部でお話ししましたね（28頁）。彼はガンダムやマジンガーZのプラモデルが大好きで集めていたりして、もうそんな話がもうゴチャゴチャ出てくるんですけど、「マジンガーZや山姥とは、どういうおつきあいをしてるんですか」って聞くと、いろいろ説明してくれる。そこにまた新しく、今まで話されたことがない公安警察とかが出てきたり。

そういうことを丹念に聞き届けて、応答していくにつれて、その人なりのファンタジーの世界が少しずつ少しずつ小さくなっていく。「ところで、山姥のことはもういいから、これから退院のことを考えたいんだけど」なんてことを突然言いはじめたりとか。こっちは「えっ!?」という感じですよ。

拠り所としてのファンタジー

――統合失調症じゃない人には、向谷地さんはどうやってアプローチしていくんですか。

向谷地　べてるのメンバーさんに「チャーミーさん」っていう人がいます。その人がずっと自分の躁鬱の研究をしていて、「躁は買い物、鬱は体のストライキ」って言い方をしていました。

鬱は自分にとっては体がストライキをすることなんだっておもしろいですよね。ストライキって実力行使ですよね。つまりチャーミーさんがオーナーだとすれば、体はオーナーに対してストライキをしてるわけです。ということは、もしかしたら体は何か言いたいこと、欲求不満があるかもしれない。オーナーであるチャーミーさんが何かをしようとするときにストライキという実力行使をしてストップをかけるわけだから、一種の団体交渉じゃないけど（笑）、要求を聞かないといけないかもしれない。そんな研究を始めてるんです。

そういうふうな形で語っていくことによって、もちろんそこにお薬も絡んでくるんですけど、鬱が持っているその人にとっての意味がだんだん見えてくる。その人にとっての鬱の意味を一緒に考えて、デザインしていく。そういう切り口が大事じゃないかと思いますね。

――「体のストライキ」と言った時点で、「自分にコントロールできないものと、どうつきあうか」という問題に直面しているわけですね。その点では、どんな疾患名であっても向谷地さんは同じアプローチなんでしょうか。

向谷地　はい、みんな同じです。疾患名にはあまり関係がない。さっきの山姥の人でも、結局その世界はなくなってない。山姥の世界は今でもあるんですよ。ただ、それと距離を置きはじめたっていう感じですね。

第Ⅰ部でも言ってますが、退院が決まったときその人に「今まで入院中に、いちばんお世話になった人は誰ですか」って聞いたら、主治医やスタッフの名前を言わないで「山姥です」って答えてみんなが大笑いした。「リアルな世界は疲れますからね」って（笑）。やっぱりそのファンタジーのなかで息継ぎしてるわけですよ。

むしろ彼は、ファンタジーの世界を積極的に利用していた。ファンタジーの外の世界というのはあまり魅力がなくて、自分にとってはつらかったのかもしれないです。

――一般に治療というのは、そのファンタジーの世界をなくそうとすることですよね。

向谷地　これはもちろん私の仮説ですけど、「治療抵抗性統合失調症」のなかには、自分たちのファンタジーが壊れることに対する抵抗があるんじゃないかって思うときがあります。治療に抵抗するというのはそういう意味なんじゃないかな。

ファンタジーを認めていくことによって、なかにはそれが必要なくなる人もいるかもしれない。その人のなかで気心が通じ合う現実生活が広がってくると、ファンタジーが縮小していく。

――たとえ絶対的な大きさは同じであっても、現実が大きくなるぶん、相対的には小さくなっていますよね。

向谷地　そういう人たちも、なかにはいるんじゃないかという気がしてるんです。

いずれにしても大事なのは、今言ったことがひとつのテクニックとか操作的なアプローチではないということです。最初に言ったように、病気だから生きづらいではなくて、それ以前に、病気であることかどうかを越えて、人間が本来向き合っていかなければならない根源的な生きにくさに対するまなざしをこちらが持ててるかどうか。「気心が知れる」とか「話がわかる」というのは、そこで決まるんじゃないかな。そんな気がします。

向谷地さんの初期設定

――そのあたりの向谷地さんの初期設定をもっと聞きたいです。

向谷地　私は常に、「人生はどっちに転んでも生きづらい」という立場ですね。これはよく紹介するんですけど、たとえばトルストイが残してるいろんな民話のなかに、人生の根源に言及するような話がいっぱいあるんです。裕福で家族にも恵まれて、地域の人たちにも尊敬されて、さまざまなものに恵まれながらも、夜な夜な引き出しからピストルを出して、自分の頭を打ち抜く衝動に悩む男の物語とかね。

旧約聖書のヨブ記とかコヘレトの手紙とかに出てくる人物も、みんな当時の地位の高い成功者なんですよ。成功者なんだけど悩みが晴れない。それでもなおかつ何かが足りない人たちが出てくる。トルストイだけでなくカミュも『シーシュポスの神話』で、近代社会を生きる人間が負わされている不条理を取り上げた。ヨーロッパの思想のなかには常に、現世的な幸せに対する懐疑的なものがあるような気がします。

そういうせめぎ合いのなかで生きざるを得ない。私にはそういう自覚がありますね。私の親たちも戦争世代で、自分も物心ついたときから1960年代の15年にも及ぶベトナム戦争のニュースを聞きながら育った観がある。しかも争いの種は私たちの日常にもいっぱいある。そういう意味でも、生きることに対する懐疑的な感覚が子どものときからありますね。

そこから「人生は、しょせんどういう苦労を選ぶかだ」っていう発想が生まれたような気がしますね。

――苦労するのが初期設定で、そのうちのどの苦労を選ぶかっていうことですか。

向谷地　先ほど「プレディカメント」（76頁）という言葉がありましたが、それはフランクルが人間の本質を「ホモ・パティエンス（苦悩する人間）」と言ったことと重なるわけです。本当の安心や希望も、苦労の連続のなかから生まれ、見出されていくものである、ということでしょうかね。だからと言って、享楽的な楽しさやそこから生まれる居心地の良さを私は否定するわけではなくて、その限界をわきまえているということでしょうか。

――むかしからそういう子どもだったんですか。

向谷地　特に高校時代には、強烈な拒絶感がありましたね。将来のわかりやすい経済的な安心や安全のパイの取り合いを想定した勉強を強いられる、あるいはそれを期待されるという意味で。最初の入学オリエンテーションを聞いただけで身体に虫唾《むしず》が走って、１日目で心の底から「勉強するのをやめよう」と思いましたね。

――どういうことでしょう。

向谷地　この先生たちの言うとおりやってたら大変なことになるって、直観的に思いました。「身体に悪い」って。どこの大学に入るにはこうしなきゃとかいうオリエンテーションを聞いているうちに、「これは違うぞ」と猛烈な拒絶感がわいてきた。

そうすると当然のように「勉強しなさい」とか、周囲からいろいろノイズが多くなるわけですよ。だけどその手の苦労には一貫して自信を持つという変な癖があって。

――はぁ？

向谷地　私はその手の自分の苦労にどこか自信あるんですよ。自分の行きづまり感にも、どこか自信がある。何の根拠も裏付けもないんですけど、大丈夫かどうかもわからないけど、自信がわいてくるんですよ。直観ですよね。「それで順調」なんです（笑）。

――もうひとこと。

向谷地　そうですね……。さっき言ったように、私はむかしから「次はどんな苦労しようかなぁ」という感覚がずっとあるんですよ。大学生になれたときに、「なんか人のできない苦労を思いっきりしてみたいな！」と思うとか。入学して間もなく選んだのが「仕送りを断ってみよう！」です。それで、１年目に住み込みで老人ホームの夜間介護人の仕事を見つけて、自活を始めました。
そのころですね、死刑囚と文通をしたのは。周辺化された人たちの苦労や苦悩のなかに、人間とこの世界の意味を理解する鍵のようなものがあるような気がしていたのかもしれません。こういう感覚に、私はいつも助けられてきた感じがあります。

――助けられてきた？

向谷地　そういう発想に助けられてきた。そういう自分の体質に助けられてきた。

――それはたとえば、好奇心が強いというようなことでしょうか。

向谷地　好奇心にも似てますけど、今でいう「研究的関心」でしょうか。私は「次、どんな苦労が待ってるかな」とか「どんな苦労が必要か」っていうふうに考えちゃう苦労志向なんですよね。

――やっぱりそれ、自分自身を他人事として見てる部分がありますよね。向谷地さんのその性向は、外在化という話につながると思うんです。

向谷地　それはありますね。45年前（1978年）、初めて浦河の駅に降りたときに、あまりのさびれように「えっ!?」と思って、「こんな町で一生過ごすのかな」と思って、ちょっとがっかりしている自分にがっかりして、がっかりできたことにホッとするみたいなね。このへんがリフレクティブな感覚なんですよ。

――自分をリフレクティングしてるみたいな？

向谷地　そうです。自分をマジックミラーで見て、見てる自分もまた見て……みたいな。構造的にはオープンダイアローグのリフレクティングに似てる。自己対話みたいな形かもしれないですね。

主体性は共同性に宿る

――今日たくさん話をうかがって、向谷地さんの援助論の核心は「人と問題を分ける」というあたりにあるのかなと思いました。

向谷地　そこは大事なポイントですね。あらゆる援助の基本は「外在化」にあるのではないかって思います。

――村澤和多里さん（札幌学院大学心理学部教授）は当事者研究は「憑きもの祓《はら》い」に似ていると書いていましたが（『異界の歩き方』医学書院、42頁）、たしかに憑きもの払いも、その人の意志や責任に還元しないやり方ですね。

向谷地　憑きものとして扱うっていうのはありますよね。結局「その人の持ちやすい形で一緒に担っていく」ということですかね。トラウマ的な体験を、自分の心のなかにヘドロがたまってる感覚という言い方をする人を紹介しましたが（58頁）、「じゃ、そのヘドロ処理の仕方を一緒に考えていこう」っていうことです。

この〝ヘドロ〟のように、その人の実感に近い形でのメタファーというか、象徴化していくプロセスが重要ですよね。大事なのは、その人自身がこの経験をどう扱っていいか非常に困惑していること、それに対して新しい情報が欲しいと熱望してること、この経験を持ちきれないと感じていてどうにかしたいと思ってること、そこからスタートすることです。

そして気心が知れた関係ができて、周囲とのつながりを取り戻せて、自らが試行錯誤する環境が整えられてくると、その人が自分で回り出すんです。

――**自分で回り出す？**

向谷地　最終的には、その人が「生きる苦労の主人公」になれるかどうかなんですよ。教育でも医療でも企業の現場でも、その人自ら主体的に動くことを大事にしている点では共通していますよね。対話実践でいうところの「能動的対話」（M・バフチン）ですね。

その主体性を促すためにはどうしたらいいのかということが模索されて、いろいろアプローチが提案されてきているけれど、正直そんなにうまくいっているとは思えない。そのとき、もしかしたら「研究する」っていうアプローチは、その人だけじゃなくて周囲にある潜在的な対話力を起こしていく可能性がある気がするんですよ。

主体性っていうのは、決してまわりから切り離された独立したものではない。主体性の基本にあるのは共同性だと思います。だから「自分自身で、共に」なんです。

3

なぜトラウマにならないのか?

教師にボコボコに殴られる

――過去にあったことに振り回されるようにして手首を切ったり、アルコールに依存したり、あるいは犯罪をおかしたりする人が多くいます。過去のトラウマに影響されて、現在や未来が破壊されているとも言えます。向谷地さん自身も過去、いろいろひどい目にあっていると思いますが、でも、どうもそれがあまり深刻な感じで残っていないですよね。

向谷地 いやぁ、中学のときは、本当にやることなすことがうまくいかなかったですね。自分が思ったことと返ってくる結果のギャップに苦労してました。私はクラス委員長をしていたんですけど、いつも生徒相談室に呼ばれて、説教されて、何事か指導されて最終的には殴られる(笑)。

――え、なんで殴られるんですか?

向谷地 その先生にはその後一度も会ったことがないんですけど、きっと私がうろたえたり、落ち込んだり、あまり感情的に乱れたりしないことに腹を立てたんじゃないかなという気がするんですよね。

――なんとなくわかります（笑）。**でも、なんで相手がうろたえないと腹を立てるんでしょうね。**

向谷地　きっと先生の立場から言うと、まるで反省していない「糠《ぬか》にクギ」みたいな手ごたえのなさがあったんでしょうね。もっと言うと、馬鹿にされているような気さえしたんじゃないかって思いますね。これは私の理解ですけど。

先生は私との関係に困って苛立っていたわけですけど、少なくとも私は、先生に苛立ったり腹が立ったりしてはいなかった。我慢していたんじゃなくて、正直、何を怒られているのかわからなかった。でも困惑はしていたわけです。反抗的な態度をとるわけでもなく、言い訳をするわけでもないですが、先生の怒りに困惑はしていた。

その戸惑いをかかえきれなくて誰かに八つ当たりしたり、こぼしたりはしなかった……というか、自分としてはよくわからないんで留保していたような気がしますね。「何を考えているのかわからない」って言い方をされたような気もしますね。

――具体的に思い出せることってありますか。

向谷地　中学に行って小学校から続けてきた野球部に入ったんですよ。それまでの仲間と「中学行っても野球やろうな」って。だけど小学校のときの自由でのびのびとした野球と違って、いわゆる体育会的な野球部が生理的に合わなかった。そもそも中学に入って突然、丸坊主にされて詰襟の学生服を着せられて、そして全部学年ごとに色分けさせられるっていう教育環境に対して、ものすごく抵抗感を覚えていましたから。

そんなときに、新卒で音楽教師の担任がブラスバンドの顧問だったんですが、何を思ったか私に「ブラスバンドに入らないか」と誘ってきたんです。それでぐらっときてブラスバンドにとりあえず入った。そしたら野球部のクラスメイトから「裏切者」って言われるようになって。

入れば入ったで、ずっと野球をして体を動かしてきた自分にブラスバンドの雰囲気がなんとなくもどかしくて、サボって陸上部のみんなについて一緒に走ったりとか（笑）。で、先生に呼ばれて説教されたりするようになった。

私はクラス委員長だったものですから、学級会運営ではその先生と密にコミュニケーションをとらないといけない。でもそういうことでだんだん距離ができていって、学級運営にも支障をきたすようになってきたと思うんです。それでまた呼ばれるようになって。

そのほかにも、掃除が終わって、先生の点検を受ける5分ぐらいのあいだに購買部に同級生のN君とパンを買いに走って戻ったらすでに点検が終わっていた。すると担任から「パンを買いに行くとは何事だ！ 前に出ろ！」って言われて、みんなの前で殴られたりとか。

――殴るって、普通にあった文化だったんですか。

向谷地　普通でしたね。注意したり叱ることは、殴るとほぼ同義語って感じです。そのときは一緒にパンを買いに行った同級生とふたりで立たされて、詰問されて殴られたんですけど、その次の学級会のとき先生が「投書があった」と言って、投書の内容を読んだんですよ。「先生は、Nと向谷地を殴りました。でもNを1発、向谷地を2発、なんで向谷地は2発なんですか」って。それを先生がみんなの前で読んで、「これを書いたのはN、おまえだろう」って。そしたら名指しされたN君がすっと立って「はい、ぼくです。先生、なんで向谷地くんは2発なんですか」ときっぱりと言ったんです。私は、そのときに初めて自分が2発だということに気づかされたんですけど(笑)、そうしたら先生が「向谷地は生意気だから」って言ったんです。

――**おお～！**

向谷地　私はそれを聞いて正直ガ～ンときたんです。「あっそっか、俺は生意気なんだ」って。

そのあと1年生の12月だったと思うんですけど、学級会のときに生徒がふざけあって、なかなか議事が進まない状態になった。後ろで見ていた先生が苛立って前に出てきたので、私は自分の席に戻ったんです。そうしたら「ちょっと来い」って。

私は議事のやり直しさせられると思って前に出て「もう一度やり直します」って言おうと思ったら、突然先生に襟首をつかまれて、何発ぶん殴られたかわからないぐらいボカスカボカスカ、サンドバッグのように殴られた。

――**みんなの前でですか。**

向谷地　ええ。みぞおちにもパンチ食らって、思わず屈んだら、先生が両拳を握って首筋にガンと振り下ろされて……ギャング映画でよくありますよね。まあ数えきれないぐらい平手打ちを食らって、よっぽど憎たらしかったんだと思います。

なぜかズームで引いていく

――**そのときは悔しくないんですか。**

向谷地　ちょっと放心状態でしたね。先生は「おまえみたいな者は！」って声を張り上げて、教室の戸が壊れるんじゃないかって思うくらい思いっきり閉めて教室を出ていきましたね。心配した同級生が声をかけてくれた気がします。学生服のカラーで首が切れて、血がにじんで、しばしボーッと状況を眺めていた感じですね。怒りとか、悲しいもない。モノクロ的に、ただ立っている感覚。

今でもそういう傾向ありますけど、危機的な状況になると突然パッと自分から離れて、遠くから眺めるっていうか、離脱する傾向があるんですよ。ちゃんと自分はいるんですけどね。自分を離れたところから眺めて、そこに佇んでいる。そういうことは当時からあった気がしますね。サーッとその場から遠ざかるっていうか。まるでズームで引いていくみたいな感覚ですね。

――**前にうかがった「元祖べてるの家」で泥棒に入られたとき**（78頁）**と同じですね。**

向谷地　そうですね。ただあのときはズームで引く余裕もなく、「あなた、いったい誰なの？」と思うような見たこともない自分が突然現れて、大声で泥棒を威嚇している自分に私がびっくりするという感じでしたが。

――**殴られた次の日には悔しかったり、復讐に燃えるとかはないんですか。**

向谷地　それが自然ですよね。でも私はどういうわけかそうならない。それはなぜかというと……リスクが多いと直感したからだと思いますね。出来事は大変でも、それ以上に悔しさとか復讐心っていうものを生々しい感じで持つのは怖い。そのリスクを避けるために、「自分」「私」というのを脇に置いて考える癖があったような気がします。「これはいったいどういうことなんだろう」って。

　私がトラウマ的な囚われに陥らなかったのは、そのあたりが理由なのかな。……というか人類史的な世界観のようなものを持って自分を眺めるっていう感覚が、自分を助けたような気がするんですよ。人間とか人類とか、そういう大きな枠のなかの自分というか、どこか歴史的な存在として眺めてたような感じというか。

——それって、ある意味で「解離」に近いんじゃないですか？

向谷地　「人と問題を分ける」って、一種の解離なんだと思うんです。人を問題から切り離すというより、「問題のなかから自分が解き放たれる感覚」というほうが強い。そこで初めて生きられるようになる。そんなことがあるような気がするんですよ。

「決して幸せになりませんから」

——トラウマに苦しんでいる多くの当事者たちとは、だいぶ違う印象ですね。

向谷地　中1のときの体験から、自分の辞書から「悩み」っていう言葉を外した気がするんです。「自分は悩んでいるんじゃない。ちゃんと苦悩しているんだ」みたいな。まわりからみると単なる悩みごとでも、どっか箔をつけるっていうか。さっき言ったように、人類として苦悩している感じですね。ただまあ、「苦悩」と言ってもあまりにも共感されにくいので、その後は「苦労」という言葉を使うようになった気がしますね。

――「苦労」はべてるの家のキーワードですね。

向谷地　もちろん素朴に「自分はこういうことに悩んでいる」っていうのもありだと思います。でも一方で「人間に与えられた苦悩」としてちゃんと向き合っていたい。その両方を含んで、その場に立ちつづける言葉として「苦労」があるような気がしてるんですよね。悩みと苦悩のあいだに両足をかけたところに、苦労という言葉がある。

「どうして自分は」という悩みも、「何のために生きるのか」という苦悩も、そのこと自体が持ちにくい気がするんですよ。それらを苦労っていう言葉に置き換えると、「だけど、とりあえず生きてみる」っていう留保感があって、なぜか持ちやすくなる。

――悩みと苦悩を現実に着地させると「苦労」になるんですね。……「苦悩」についても、もう少し説明してくれませんか？

向谷地　大学の恩師の先生からヴィクトール・フランクルを紹介されて読みはじめたんです。札幌の書店に行ったとき、フランクルの『夜と霧』の隣に、同じみすず書房から出たエリ・ヴィーゼルの『夜』っていう本が並んでたんですよ。『昼』『夜明け』もあって、三部作のひとつです。ヴィーゼルってフランクルと同じように、少年時代にアウシュビッツに家族と収容されたわけですけれども、その様を『夜』っていう小説に書いています。

その本がたまたま目に入って「まえがき」を立ち読みしたんですね。フランソワ・モーリヤックがヴィーゼルとの出会いを書いてるんですけど、それに深く感動して衝動買いしました。この『夜』は、自分の生涯でいちばん深く読み込んだ、忘れられない一冊ですね。

――印象に残っている場面とか言葉とかありますでしょうか。

向谷地　アウシュビッツに到着して自分の家族が焼却炉に送り込まれて煙となっていく。その煙突の前に立ち尽くす。これが最初に出てくるヴィーゼルの心象風景です。その場面から私が読み込んだのは、お父さん、お母さん、お姉ちゃんに対して、「安心してください」と。「自分は決して幸せになりませんから」という言葉だったんですよ。

その話を『悩む力』（みすず書房）を書いた斉藤道雄さんにしたら、あとから「でも『夜』を何回読んでも『決して幸せになりませんから』なんて言葉は見つからなかった」って言われたんですよ。私も読んでみたら出てこないんですよ（笑）。もしかしたら私は、その煙突の風景から自分の過去の体験とを突き合わせて、それをヴィーゼルの言葉に重ね併せて読み取っていたのかもしれません。

でも、トラウマってそういうことじゃないかなって思うんです。「決して幸せになりませんから」というのは、先に逝った自分の身内とか、倒れていった人たち、そして、そのような過酷な状況を生きなければいけなかった自分に対するひとつの共感と連帯じゃないかなと。不条理が渦巻く世界で、この世的には無残な形で亡くなっていった人たちに対する「絶対に忘れない、無駄にしないよ」という連帯。そしてもうひとつは、自分が背負った経験に対する連帯ですね。この自分と他者に対する連帯という二つの要素があるような気がするんです。

「連帯」と「責任」の表現としてのトラウマ

――自分に対する連帯っていうのは……。

向谷地　そうですね……。言ってみれば、傷つきながらも困難な状況を生き抜いてきた自分を否定しない、肯定する、大切な経験として関心を寄せ、つながり続ける、ということじゃないかと思います。もちろん簡単なことじゃない。

――つながり続ける？

向谷地　「自傷」という行為も、その苦しみに立ち返ろうとすることじゃないでしょうか。自分が安心したり幸せになったらおいしいものを食べたりすることに対してうしろめたさを感じる。苦しんでどうしようもなかった自分とまるで決別してしまうような寂しさを覚える。だから自分を見捨てないがために、「苦しんでいなければならない」と。トラウマというのはそういう自分に対する連帯の側面を含んでいるんじゃないかと思います。

一緒に活動している西坂自然《じねん》さんというメンバーさんがいます。この人は自傷系っていうか、自分のコントロール障害の人で、今はもうリストカットはしませんけど、でもたまに解離っぽくなりながら活動していますね。私がちょっと前に、「自然さんにとってトラウマってなんですかね」って聞いたら、メールでこんな返事が来たんです。

《トラウマというのは、何かひどいことが起きたときの自分。そのときに起こった悲しみや憎しみ、怒り、自責の念や罪悪感や、もっとこうすればよかったという後悔や慚愧の念。相手がいたとしたら、そのときに理解しあえなかった相手ともう一度関係を作り直したいという強い思いがあるから思い出が再現されるんではないでしょうか。その現象と、またはそのときの自分や相手と仲直りをしたいから、何度も思い出すんじゃないでしょうか。トラウマっていうのは、もう過ぎ去ってしまった出来事となんとかして仲直りをしたい気持ちの表れだと思います》

この自然さんの言葉は、私がさっき言ったことと近いですね。『他者の苦しみへの責任』（A・クラインマン他、みすず書房）を読んだときに、「他者の苦しみへの責任」というのは、能動的で前向きなトラウマのことじゃないかなと感じました。トラウマというのは、さっきのヴィーゼルに即して言えば、倒れていった自分の家族や仲間たちとか、そういう絶望を生き抜いた自分に対して前向きに「責任」を負うことじゃないかと。

だからトラウマを単なる病理的な問題とか、不適切で問題行為としてとらえるんじゃなくて、ひとつの「自分の助け方」として、意味あるエピソードとして扱うべきじゃないかと思います。

——うーん。ちょっとつらそうな気もします。

向谷地　そうですね。心と身体は、一時的にそのようなつらい体験を回避させようと作動しますからね。だからこそ、そんな状況にありながらも、コツコツと自分にも周りにも前向きな声を掛けつづけなければいけない。そこで必要なのが「人と問題を分ける」という態度だと思うんですよね。

――えっ？ ちょっとつながらないんですが。

向谷地　えーと……Googleの検索機能にたとえると、検索頻度の多い語句ほど上位に出てきますよね。それは人間の認知機能を真似しているからです。つまり、その人が気にしたり、つらいと考えるリスキーな場面に関連した記憶ほど上位にあがってくるわけです。そうした現象は、「あなたがかつて経験した最もひどい状況と場面が似ているから気をつけなさいよ」と、心や体が情報発信をしてくれているんだって考えることもできる。

そういった心身に現れる自動思考や反応を私たちは「お客さん」と言って、自分自身とは区別しています。お客さんは「過去の経験に照らして発せられる大切な情報」であり、そうやって自分を守ってくれているんだ、と理解するわけです。これは当事者研究の活動をしてきた人たちのなかでは比較的共有されてる発想だと思いますね。

――「切りたくなった」は悪いことではなくて、お客さんが自分に注意を喚起している信号だと。

向谷地　前にも、保健師でもある南部優紀さんがリストカットのテーマで当事者研究をしていました。あれは自分が切りたいんじゃなくて、「切らされているんだ」って。つまり自分の意志で切っているのではなく、問題によってその人は切らされているにすぎないと。

これを、その人に内在する病理的な問題としてとらえるから悪循環にはまるんですよ。そうではなく、かつて苦しんだ「苦労した自分」への外部からの大切な注意サインであり自己連帯のメッセージであるという言い方ができるようになると、リストカットという現象がだんだん落ち着いてくる。彼女はそう言っています。

松本俊彦先生が繰り返し言ってますよね、自傷行為は自分を助けている行為だと。「死のうとしているわけじゃなく、生きようとして自傷しているんだ」と。そういうこととつながると思います。

――幻聴を薬でなくすのではなく、まず「幻聴さん」という呼び方にして、「自分に何かしてくれてる人」と位置づけるのと構造としては同じなんでしょうかね。

向谷地　そうだと思いますね。幻聴さんとの関係を現実の人間関係と同じように考えて、工夫することによって、その人の生活全体が健康的になる。精神科医のなかにはまだ、幻聴があることは治療の失敗であって、それを肯定するのは治療を途中で放棄することだなんて思っている人もいますよね。でも、いわゆる幻聴さんのすそ野は広くて非病理的な聴声体験を持っている人もたくさんいるわけです。

もちろん「松本ハウス」の加賀谷さんみたいに、エビリファイをたまたま服用したらすっと幻聴さんがなくなって、狙われてるという妄想も消えて楽になった、ということもあるわけです。だから、やっぱりその人その人だなと思うんですね。さまざまな切り口があるし、回復のプロセスがある。ひとつのことに断定しないということが大切だと私は思っています。

脆弱だから恨めない!?

――しつこくて申し訳ないんですけど……。向谷地さんが先生に殴られていた先ほどの話を思い出すと、今も胸がつらいです。喋っている向谷地さんはつらくないんですか。

向谷地　中学のこと？ 私もそのころって、いちばん戻りたくない時期ですよね。面倒くさいというか、うっとおしい時代ですよね。

――うっとおしいで済んでるんですか。

向谷地　よくやっていたよなっていう気持ちにもなります。

――恨みはないんですか。

向谷地　それは全然ないですね。

――その理由を知りたいんですよ。

向谷地　うーん。……私はその手の苦労のかかえ方って、誰に対してもほとんどしたことがない。したことがないというよりもできないんだと思ってるんです。「あの人のせいで」とか、「あの人が嫌いで」とか、「あの人と会うたびにもう」というのが、私は脆弱《ぜいじゃく》でできないんですよ。

――ご自身が脆弱ってことですか。

向谷地　そういう気持ちをかかえるというのが私にはできない。それができる人ってすごいと思います。私は脆弱だからできないんですよね。そういう気持ちをかかえ込むのは身体に悪いって感じがあるんだと思うんです、本能的に。そういう意味で弱いんだと思いますよ。

　でもこれ、自分の選択でも、努力でもなんでもないんです。ただの体質ですね。ぐるぐるくよくよ考える体質を持っている人と同じように、私はそういうことができない体質なんです。
これは人生経験から悟ったとか、そういう高尚なものではまったくないです。瞬時のうちにそういうふうな発想に自動的に切り替わるっていうモードがどっかにあるような気がする。緊張したり、恐怖にかられると笑ってしまう人がいますよね。あれと似た反応かもしれないですね。

――人を恨む力がない。

向谷地　怒りとか悔しさとかっていう気持ちがまったくないかというとそうじゃないです。中学時代の担任の先生に対してもそういう気持ちがないわけじゃないと思うんですけど、それを持ちつづけることができない。そんな相手に対しても、そして自分に対しても、瞬時に同情心に近い感情に置き換わっちゃう感じですね。だって人を殴ることってつらいし、苦しいですよ。しかも教師が。

――は〜。

向谷地　だからどうしようもない人と会うと、むしろその人がかわいそうになる。でも相手にしてみたら、自分がかわいそうだと思われていることって癪《しゃく》に障りますよね。

――それで先生も殴ったんですかね。

向谷地　私は先生に口答えしたこともないし、反発も侮辱する言葉を吐いたこともないし、叱られればいつも、「そうですね、わかりました」としか言えない人間なんですが、きっとそれがそういうふうな形で伝わるのかなと。いやぁ、この先生つらそうだなって生徒に思われたら、やっぱり腹立ちますよね。
社会人になって駆け出しのころ、精神科のチームから外されて、患者さんの相談も禁止されて事務に配置転換されたことがあるんです。そのとき課長に、私を追い出した診療部長にとにかく謝ったほうがいいって言われて、一緒に謝りに行ったんですよ。私は部長の小言や不満を聞いて、「その通りです」って素直に言ったんですけど、「それがいちばん嫌いだ」って言われたんですね。それと同じかもしれないですね。

先生は書類送検されたが……

――しつこいですが（笑）、殴った先生のことを思い出してもムカムカとかしないんですね？

向谷地　感覚的には、ずっと保管庫に入れて取ってある感じかな。結構、ほこりをかぶってますけど。当時の先生は駆け出しの新米の教師で、その後、書類送検されてるはずです。

――向谷地さんを殴った罪で？

向谷地　そうです。家に帰って、腫れ上がった顔を見た母親に「どうしたんだ？」って聞かれて半べそかきながら顚末を話しました。うちの父親は隣の学校の教頭をやってたもんですから、きっと学校同士でというか、教育委員会を巻き込んでいろいろあったんじゃないですかね。
私は1日休んで、その翌日、顔が腫れて顎やあちこちが痛かったんで受診したら、顔中湿布して包帯を巻かれて、2～3日休むように言われました。でも学校に行って、途中で包帯を外して、まっすぐ職員室に行ったわけです。そして担任に「クラス委員長を辞めさせてください」と言ったら、先生はあっさりと「わかった」って。

その日は体育の授業を休むように言われていたんですけど、スケートの授業があったんで出たんです。たまたまスタートの練習をしてるときに、隣の生徒と足がもつれて転倒して頭を強打して脳震盪になってしまって、記憶喪失と吐き気と強度の眩暈《めまい》で学校にしばらく行けなくなった。それが担任の暴力によるものか事故なのかという、ややこしい問題にもなって、いろいろな風評も重なって、それきり私は学校に行かなった。それで引っ越しをして、転校して……。

――あ、転校したんですね。

向谷地　はい。30キロ離れた十和田市に引っ越しをして、転校先の学校に行ったら警察から呼ばれて事情聴取を受けました。そこで先生の供述調書を読まされたんですよ。私は調書をとられたときに「先生に十数発殴られました」って言ったんです。でも先生の調書には「3発か4発」って書いてありましたね。あまりにも違っていて。

――結局何発という結論になったんですか。

向谷地　いやぁ、わからないですね。私の実感と全然違うってことですよね。その後どうなったかは、私は全然知る由もないですけどね。

――殴られた翌々日に学校に行ったのは、抵抗の意志というか、反発心みたいなものがあったんですか。

向谷地　やっぱり、理不尽さを覚えてはいたんだと思います。反発も自分なりにあったんだと思いますよ。

ヨブの子孫として

――そうした苦労志向を持ちながら、なぜか明るい、ってところが向谷地さんの謎なんです。楽観的と言ってもいいんですけど。あの、以前のインタビューでヨブ記の話が出ましたが（102頁）、向谷地さんはあれをどんなふうに読んでるんですか。ヨブはすごく立派な人なのに神様にひどいことばかりされる。最後にやっと神が出てきたと思ったら、「俺は強いんだぞ」みたいなことばっかり言ってる、めちゃめちゃ変な話ですよね。

向谷地　ヨブはまさに絵にかいたような「正しい人」で、しかし、正しさに反比例するように不幸に襲われるわけです。どんどん運の悪いことばっかり起きる。家族や家畜を失って、自分も重い病気になったりとか。それでもヨブは神を呪ったりしないで、一生懸命前向きに生きようとするんだけど、途中でさすがに愚痴ってしまったりね。

聖書というのは、さまざまな人の物語が取り上げられてるんですけど、一貫しているのは「生きることの難しさ」と「人の弱さ、愚かさ」を描いているような気がします。この人生の構図は、ずっと歴史的に繰り返されてきたことで、今でも私たちの日常に溢れているわけです。「がんばったら報われる」とか「正しい人はちゃんと正しい道を歩む」とかいう期待と裏腹な、報われないことがたくさんある。いい人ほど早く死んじゃうとかね。

その大河のような歴史の末端に、自分が今、立たされているという感覚がありますね。いろいろな醜い争いも出てくるし、家族のなかでの対立も出てくる。そういう歴史の末端に立ってるという、強烈な使命感みたいなものが私にはすごくあって。だから中1のとき、先生に叩かれてばっかりいたんだけど、自分を支えたのは、そんな自分を越えた大きな歴史のなかで、神の問いの前に立たされている感覚だったような気がしますね。

——ヨブの子孫として生きてるみたいな?

向谷地　「あっ、こういうことか」みたいなね。そのときは私はまだヨブ記も何も知らなかったんですけど。当時はベトナム戦争も激しかったし、新聞を読むのが好きだったこともあって、そういう世界の現実の一端に立たされているという意味では、自分の今の危機を大事にしなきゃならないという思いがあったような気がするんですよ。

——普通は「脱したい」ですよね……。歴史の末端に立っているという強烈な使命感って、妄想的なものに近くないですか。うっかりしたら危ないところ、というか。

向谷地　第Ⅰ部のインタビューでお話しした山姥のファンタジー(28頁)じゃないですけど、似ているかもしれないですよね。

中1のときの体験を振り返っても、自分でも、人を苛立たせる傾向はある気がしてるんです。なぜあれほど担任の先生に疎まれたのか、憎まれたのか、わからないんです。だから、今思っても本当に大変だったと思いますね。

だけど、私を殴った先生や同級生たちに対する怒りやつらさが、いわゆるトラウマ的なものとして私の心身を蝕むことはなかった。ただ、さっきも言いましたが、これは決して私の努力や何らかの対処の結果ではないんですよ。

自分の理解ですけど、自分のなかにある「統合失調症感覚」に助けられている気がするんですよ。私のまわりには兄弟も含めて統合失調症だとか、サイコーシスな経験を持っている人が多いんですけど、もしかしたら私のなかにもある気がします。それに助けられてる、そんな感じですね。

――統合失調症感覚？

向谷地　大変であればあるほど、子どもながらに「世界苦」という大きな物語のなかに自分を引き上げて、人類の大きなテーマの一端に参加している。そんな高揚感に守られている感覚ですね。一歩間違うと、それこそ「発病」という安全装置が働く。

同じ感覚になったのが、浦河の病院に就職して5年目、酔ったアルコール依存症者の喧嘩の仲裁に入ってボコボコに殴られて、心の整理がつかないうちに精神科のチームから外され、患者との相談も禁止され、事務の窓際に異動となったときです。

そのときに絶望感と行きづまり感とともに、「これが人の心を病ませる噂の絶望という鉱脈かもしれない」という高揚感に襲われて、不思議なことに身体のなかから震えるようなワクワク感が込み上げてきた。堂々と絶望してちゃんと行きづまろうという覚悟が生まれて、出てきた言葉が「安心して絶望できる人生」ですね。

「アル中になってもいいよ」となぜ言えたのか

――少しわかったような気もしますが……ちょっと話を戻しますね。さっきトラウマの話から「人と問題を分ける」という論点が出てきたんですが、つまりトラウマを感じてるということは、人と問題が一

体化していることとイコールだと思っていいんでしょうか。

向谷地　人と問題を分けるというのは、「人が問題なんじゃない、問題が問題なのだ」（D・エプストン）っていう発想ですね。こうした提案が出てきたのは、家族療法でいえば1990年ごろです。その背景には、1980年代の「現実というのは社会的に構成されたものである」という社会構成主義があったわけです。

私は「問題といわれるものはそもそも自分のなかにあったものじゃない」という可能性を理解しつつも、なおかつそれを通じて、今度は逆に、新たな経験として「自分事にしていく」というプロセスが重要かなと思ってます。まず問題を切り離し、それをまた大切な経験として自分に引き寄せていく。当事者研究っていうのはそれを助けるプロセスじゃないかなと思っています。

――具体的にはどんな感じでしょうか。

向谷地　それこそ「自分の苦労の取り戻し」ですよね。

私が浦河に来た45年前に、「浦河でいちばん苦労してる家族を紹介してください」と言って最初に家庭訪問した家族があるんですよ。そのとき3歳だった脳性麻痺をかかえた子どもが今は48歳、ひげ面のオヤジになって。

アイヌの血を引いていて、お父さんもアルコール依存だし、おじいちゃんもおじさんもそう。アルコール依存じゃない人を探すのが大変なぐらいなんだけど、私もなんとかこの子たちを依存症の連鎖から断ち切れないかと思って、子ども会とかいろいろな活動をしてきたわけですよね。

ワーカーになって5年目のとき、彼のお母さんからSOSが来て、酔っ払ってる父さんとおじさんの喧嘩の仲裁を頼まれたんです。行ったんですが、そのおじさんに私はこてんぱんに殴られた経験があるんですよ。そのときに「自分がこの子たちをアル中にしないようにがんばってるのは、なんと無謀で傲慢なことか」と気づいたわけです。

100年以上もずっと続いてきたアイヌの人たちのトラウマに、自分は無謀にもひとりで、まるで正義の味方のようにして立ち向かっていた。私は、まあ前向きな敗北感を感じたわけです。そしたらこの子たちに、素直に「アル中になってもいいよ」って言えた。それまで「アル中になったら終わりだ」って言ってたのに、「なってもいいよ、とにかく相談」って言えるようになった。その経験から出た言葉です。

殴られたあとに、今度は精神科のチームから外されて患者さんとの接触も禁止されて事務の窓際に配置換えになるおまけもついたんですけど。最初の10年は、転落の一途でしたね。

そしたらね、今回、当時3歳だった子が、本当に依存症になっちゃったわけですよ(笑)。「45年かかって、おまえほんとになったな」って。彼はギャンブル依存症で脳性麻痺もかかえている。この前は電気を止められて、暖房を止められて、お金がなくなって子どものミルクも買えなくなって、私のところにSOSの電話をかけてきたんですよ。しかも酔っ払って。

「向谷地さん、俺、大嫌いだったアル中の父さんみたいになってしまった」って泣くんですよ。その相談に乗ったときに私は、「本当になっちゃったな。でも相談できてる」って感概深いものがあった。

――感慨深い……ですか。

向谷地　45年かかわってこの結果ですよ。何もうまくいってない。でも、ある種の深い感慨みたいなものがありますね。最初は「アル中になったら終わりだよ」、その次が「アル中になってもいいよ」で、今回浮かんだ言葉が「もうアル中にならなくてもいいよ」でした。彼の1歳と3歳の子どもたちにね、「もうアル中にならなくてもいい時代になってきた」って、そんな気持ちになったんですよね。

おまえは全然悪くない

――「人と問題を分ける」と言ったときに、「感情」の部分を一度切り離してその問題そのものを見る、みたいなことも含意しているのですか。

向谷地　そう、まわりの人たちはみんな非難ごうごうですよ。腹立ててるわけですよ。「なんであんなにお金を使って」「この寒空に子どもを放って」「電気も止められて、なんてことしてるんだ」って彼を怒るわけですよ。

でも私は彼に言ったんです。「これはおまえの責任じゃないよ」って。「おまえは悪くないよ」って私ははっきり言ったんです。これは歴史的に負わされたものだから、歴史的に考えなければならないよって。

個人の責任で背負ったら、それをまた子どもたちにバトンタッチすることになってしまう。だから正々堂々と「これは病気だよ」と。正々堂々と親から受け継いだ苦労の遺産だから、これは自己責任にするんじゃなくて、「ちゃんといろいろがんばったけど、こういうふうになっちゃいました」と正々堂々と児童相談所とか行政を使いこなして、いろんなサービスを使って、必要なときには子どもの一時保護も活用しようって私は言ったんですよ。

自分が悪いとか、誰が悪いとか、そういう親たちがやってきた呪縛を乗り越えようと。そうしたら彼は「わかりました」って言ってくれて。

だけどね、さすがに児童相談所が子どもを迎えに来たら大喧嘩しちゃって。それを聞いたもんだから、次の日に彼と相談したんですよ。

「情けないとか、悔しいとか、児相のあの人の態度が許せないとか、あの人が言ったことが許せないとか、いろいろあるかもしれない。その気持ちはわかるし、その気持ちは当然だよ。だけどその気持ちは気持ちとして、それはここに置いたまま、実験してみないかい。私が言ったとおりのことを真似事のようにやってみないかい？」と。

「自分で考えて、自分で決断して、自分で行動しないこと。今何を考えて何を判断してどう行動するかは、私たちが提案するから、実験だと思ってまるで演劇でもするかのようにやってみて」と彼に提案したんですよ。彼は「何をすればいいですか」って。

まず携帯を手にとって児童相談所の○○さんに電話する、電話に出たら「きのうはたいへん失礼しました」「子どもはよろしくお願いいたします」「子どもは1日も早く受け入れるように、自分たちの家庭環境やお金のことも含めて整えています」「1日も早く子どもが帰ってこれるようにがんばってますので、よろしくお願いいたします」と。「こういうふうに電話するのは不本意だと思うし、そんな気持ちになれないと思うし、きのうのトラブルの怒りを今も引きずってると思うけど、それを全部まるごと認めるから、だけどそれをちょっと脇に置いて、騙されたと思って、今私が言ったとおりのことを、たどたどしくても、つっけんどんでもいいから、電話してみるのはどうだい？」と言ったら、「わかりました」と。それで電話したら、言ったとおりにできたんですよ。児相もびっくりしたと思いますよ。

これが「人と問題を分ける」の実際版です。自分に起きてることと距離をとりつつ、自分と切り離して、新しい自分を試してみる。その手ごたえから、新しい生活をつくっていく。そんな提案を始めてるんですよ。

気持ちはこもってなくていい

――自分の気持ちを切って、そこに置いて、別のことをやる。

向谷地　彼が子どものミルク代も使い果たしたことも問題視しないし、「なんでそんなことしたんだ」とかも一切言わないです。自分も今「言わない」っていう実験をしています。彼も意外だと思いますよ。

――向谷地さんのなかで「あ～っ、ミルク代まで使っちゃったかぁ、残念」みたいな気持ちは1ミリもないんですか。

向谷地　ないですね。駆け出しのころはそういうことに振り回されて、イライラしたり怒ってた時期がありますよ。この仕事ってこんなに腹立つことなんだって。駆け出しのころはそんなことばっかりでしたから。

この仕事って腹が立つ仕事なんだって発見したのが5年目のときですよ。だから専門家は鉄格子を使って強がる必要があるし、相手を支配したり管理したがる。それは全部、支援者の逃避行動ですよ。

――つまり腹が立っちゃってることをどうにか収めようとして何かをやってる。向谷地さんはその循環を止めたい。

向谷地　そうですね。

――「その人のせいじゃない」っていうことを突きつめてる？

向谷地　今、究極の実験をしてるところですね。「非援助論」も完成の域に達してきました（笑）。

ポイントは、気持ちがこもってなくてもいいってこと。口先だけでもいい。「よろしくお願いします」と児相に電話できたことで、彼は自分の振る舞いにいちばん安心したんじゃないかなと思いますね。

――最後にうかがいたいのですが、当事者研究が向いてない領域もあるんじゃないかって思うんです。たとえば性暴力の被害者に当事者研究をさせるような問題です。

向谷地　そうですね。本当にそれは新たなテーマです。加害－被害の問題をどうとらえていけばいいんだろうと。ノルウェーで70人近くの若者が射殺された事件がありましたよね

（2011年）。若者たちが離れ小島でキャンプしてるときに、犯人が乗り込んでいって乱射した。その犯人と被害者の修復的手法というか、和解のプロセスを、この前NHK－BSの「世界のドキュメンタリー」でやってたんですよ（「ノルウェー連続テロ　その時なにが起きたのか」）。

私は修復的手法の領域のなかにいろんな経験があるというか、実践の積み重ねがあるなと思っています。それをこれから勉強してみないといけないなと思ってるんです。

――具体的にはどんなことが行われてましたか。

向谷地　そこに起きてることは、はっきりわかりやすい加害者と被害者じゃないですか。人が命を失うという、最も痛ましいことですよね。いちばんひどいレベルじゃないですか。あの射殺事件を起こした人はまだ、「自分は正当だった」って自己主張してるんですよね。そして死刑になってないわけですよ。

それを乗り越えるためにまわりの人たちがどういうことを大事にしながら進めているのか。その領域にいろんなヒントがあるんじゃないかなと思っています。

――加害－被害については向谷地さんもまだ研究途上なんですね。

向谷地　そもそも当事者研究っていうのは、決して誰かのためにとか、何かを意図したりとか、何かしらの結果を期待して、というものではないと思っています。それぞれが過去の経験から自由になって、他者の支配とか管理ではなく、今をどう生きるか。いわゆる「主体性の回復」を軸に試行錯誤を重ねるっていう、そのプロセスを大事にすることですから。

4 普通の人の延長線上で考える

精神疾患を生活習慣病的に理解する

――これまでのお話を振り返ってみると、「精神疾患はひとつの山脈のようなもの」という表現が印象的でした（66頁）。それによって実際の臨床がどう変わるでしょうか。

向谷地　木村敏さんが『心の病理を考える』（岩波新書）のなかで、そう言ってるように私には聞こえました。これはいったいどういうことなんだろうというのが私の問題意識なんです。そのときにも言いましたが、そこで私がイメージしたのは「生活習慣病的なとらえ方なんだろうな」という理解です。

糖尿病とか高血圧とかはそれぞれ単独の疾患であって、それに対応した治療方法や健康管理がある――そんなふうに一般的には理解されています。でもそれを「生活習慣病」という大きなくくりで考えていくと、全部つながってくる。

では、なぜある人は血圧が高くなったり、ある人は糖尿病になったりするのか。生活と環境とその人の体質と、もしかしたら遺伝子的レベルも深く絡み合って起きているんでしょうね。要するに共通したものがはじめにあって、それがさまざまな要因と関係しあって表現型が変わってくる。そう私なりに理解しています。

――精神疾患全体に共通した基盤があるということですね。

向谷地　そうですね。精神疾患についても、生活習慣病的な理解の枠組みが成り立つのではないかなと私は考えています。フィンランドに行ったときもそう思ったし、イギリスでメンタルヘルス領域の関係者と話したときも同じ感想を持ちました。

フィンランドのケロプダス病院で向こうの精神科医や心理士さんといろいろ意見交換してみると、半分笑いながら「私たちはあまり診断にはこだわってないんですよ」って言い放つわけですよ。もちろん精神科医が診断名をつけて処方するという処方権はいちおう制度的にはちゃんと確立していて、手続き上は医師が責任者なんです。だけど実際の臨床に行くと、診断名にこだわるよりも「今起きていることに対して、これが必要かもしれない、あれが必要かもしれない」っていうことをスタッフが相談しながらやっている。

確定診断は時間をかけながら、おおまかに、緩やかに見極めていく。それは変わる可能性もある。向こうも病院だから、「診療報酬請求の必要上、いちおうは病名はつけます」って笑ってましたけどね。病名はつけるけれど、将来その診断どおりにいくと決まるわけではない。

――何が違うんですかね。

向谷地　向こうの人たちが重視してるのは、疾患としての個別性以上に、「病気を診るんじゃなくて人を診る」ということかなと思います。それがチームのなかに徹底している感じです。そして「その人のまわりに、同じようにどうしていいか困惑している家族がいる」ということ。そこに注目する。

日本では、病気の症状そのものを鎮静化することに一生懸命になって、その人の人間としての基本的な要素だとか背景について費やすエネルギーは少なすぎると思います。ケロプダス病院ではそれが逆転している感じですよね。そのうえで、必要に応じて投薬とか医学的な対処をしている。

実際にケロプダス病院でも、法的な人権の基準に則った強制入院だとか、拘束の可能性もゼロではないですね。拘束具さえありましたから。日本のような保護室ではないですけど、急性期の方に入ってもらう設備もちゃんとある。ほとんど使うことはないにしても、そういうことも想定はしてるんです。

だから同じようなことをしていたとしても、入り口がまったく違うんです。

話を聞くか、薬で抑えるか

——「病気じゃなくて人」というのは、「今その人に起きていること」とか「今困っていること」と言い換えてもいいんですか。

向谷地　いいんですけど、「起きていること」と「困っていること」のあいだには距離がありますね、個人差はありますが。

「困っている」と言えるようになった時点で、半分以上、解消されている気がします。だから「困っている」と言えるようになるための関係と環境づくりが、いちばん大事かもしれないです。そして、「困っている」と言えるようになったら、まずはしっかり〝一緒に困る〟ところから始める。そのプロセスが大事です。

――「表層的な訴え」の底に「真の原因」がある、という思考に慣れている人は、「困っていることに対処する」ってことに魅力を感じないでしょうね。後追い的で、専門性がないみたいだし。

向谷地　私もどちらかというと、はじめはそうだったかもしれないですね。するとどうしても、機械の異音から部品の故障箇所を探し出すような仕事になってしまうわけですよ。私はそれに最初に行きづまったわけです。

――いつ変わったんですか?

向谷地　変わるきっかけは、べてるの早坂潔さんです。彼はうそをついたら具合が悪くなって、人を憎んだら眠れなくなる。だから正直になること、相手と仲直りをすることで生活が成り立っている。ここから学んだことが多いですね。それは「病気に助けられる、教えられる」という気づきだし、これは神田橋條治さんの言葉らしいんですけど「病気の症状というのは、いのちのよくない状態を教える働きと、回復に向けた自然治癒力の働きを含んでいる」(『精神科養生のコツ』岩崎学術出版社、45頁)という見方とつながりますよね。

この「病気の症状」をそのまま「生活問題」に置き換えても同じですよね。困りごとというのは、「生活の状態を教える働き」そのものだし、「困りごと」のなかに今後を考えるうえで大事にしなければいけない何かがあるわけです。それを一緒になって宝探しのようにして、生活のなかで考えていく。そのプロセスそのものが大事になってくる。

――あ、それが〝一緒に困る〟ってことですか。

向谷地　ええ。そうすると薬の意味も変わってくる。昔のように薬にすべての問題解決を委ねるんじゃなくて、その人にとっての薬の意味も一緒に考えていく。その試行錯誤のなかで、薬を飲まないという実験もアリだと思いますね。

ただし大事なポイントですが、病気を認めるとか、病識を持つ、薬を飲むっていうのは、他者への信頼だとか安心感なしには生まれない。この基本だけは絶対に外せません。

――結局、話を聞くか、薬で抑えるか。そこからすべてが違ってしまっている感じがしますね。

向谷地　オープンダイアローグを日本に紹介した斎藤環さんも言ってますけど、対話的であることは、きわめてオーソドックスな本来的な精神科治療なんだということですよね。

――どうしたらオーソドックスに戻せるんでしょう。

向谷地　私は、メンタルヘルス領域の専門職がその教育課程で学んだ最新の知識、技術、価値を前提にした内容をそのまま実践するだけで、限りなく対話的な精神医療が実現すると思ってます。だから今の精神医療の最大のテーマは、「なぜ現場はその標準から逸脱して、現状の恣意的なアプローチに陥ったのか」ということですよ。

45年前に精神科病棟に足を踏み入れたときに感じた「精神医学、精神看護、社会福祉」という、「囲い込んで、管理して、服従を強いる」構造をずっと今も引きずっているわけです。教科書にも「治療の第一選択は薬だ」なんて書いてませんよね。信頼関係だとか、本人の訴えに耳を傾ける傾聴を前提として、精神医療は成り立っている。

イギリスのマンチェスター大学にお邪魔したときにも、統合失調症でも鬱でも「薬物療法を選ぶか、非薬物療法を選ぶか」を最初に話し合って本人に選んでもらうと言われました。だから第一は、まず話を聞くこと。それから認知行動療法などをちゃんとやったうえで、必要な人に対して投薬が始まると言っていました。

そもそも私たちだって、本当は人に言いたいんだけど言えないでいると、ムカムカしたりとか、イライラしたりとか、目がさえて寝つきが悪いみたいな感じになりますよね。だからといって、「じゃあ、お薬飲みましょうか」とか、「イライラするから安定剤」にはならないですね。まず「ちょっと話、聞いてよ」って言って、それで少し気持ちがスッとして寝れるようになったり、仕事をまたやってみようかなって気持ちになれる。

結局そうなるはずのものが、病気だからという理由で話を聞かれずに、せっせと薬だけを提供される。誰の得にもなってない。

「病気」にすべて押し付けている

――普通の人の延長でそうした状態になっている、とまずは見るわけですね。

向谷地　自分の困りごとを人に「困っている」って話せて、相談できたり、話せたりすることで、気持ちも楽になれて、楽になることで初めて「そっか、これは自分の思い込みだった」とか、「あの人もそんな悪いばっかりじゃなくて、こんないいところもあるかもしれない」というメタな考え方、感じ方ができて、それが「気心が通じる実感」につながるわけですよね。いわゆる木村敏さんが言うところの「あいだ」ができるわけです。ところが最初に薬を出しちゃうと、この対話的なダイナミズムが止まっちゃう。そういうことが起きにくくなる。

だからオープンダイアローグでもそうだし、浦河でも昔から川村先生が言っているんですけど、「ちゃんと困る、悩む、そして話す、相談する」を邪魔しないように薬を使っていく。そのへんの微妙な見極めができるのが専門家です。それを飛ばして、まずは医学的な診断にしがみついて、機械的に投薬するというのは、治療者・支援者の現実逃避だと思っています。

―― 何からの逃避ですか。

向谷地　私たちは、ついつい自分は治療者であるとか、支援者であるという肩書を鎧《よろい》のように着て、専門家を演じてしまいがちですよね。自分と相手との対話的関係の難しさから逃げるように、薬だとか操作的な方法にのめり込んでいくわけです。

そんな専門家の前では、本人も「患者」を演じてしまう。それで治療者だとかケアが形骸化していくわけですね。本来、専門家は役割に過ぎないのに、権威の力でごまかしてしまう。相手のつらさに対する、こちら側が持っている無力さだとかあいまいさから逃げちゃって、それを全部「その人の病気の問題」に押し付ける。そんな形ですかね。

学問と現場の乖離はどこから来るか

――第一選択が違うという向谷地さんや、それに気づいているごく少数の人たちの気持ちを聞きたいんですが、日本の現実に「違うだろ～っ！」って叫びたくなったりしませんか。

向谷地　でも私たちが少数というよりも……たとえば日本精神障害者リハビリテーション学会も、日本統合失調症学会も、あとは私がいろいろお世話になっている精神科の先生たちも、ほとんど同じような考えですよ。だから医学書院で『統合失調症』というエンサイクロペディア（日本統合失調症学会監修）を出したときも、そのなかに「当事者研究」の章を掲載できたわけです。

――それは読んでなかった……。ここ10年くらいで大きく変わっていると見ていいんでしょうかね。

向谷地　変わってきたと私は思います。枠組みとか、ねらいとか、目標自体は、まさにあのエンサイクロペディアの構成のなかに全部反映されてるわけですよ。だから当事者研究のようなわけのわからないものも（笑）収録されているわけです。

――「当事者研究とかはブームだから、いちおう入れとこう」っていう程度なのかなと思っていました。

向谷地　いや、むしろ編集に携わった先生方が積極的に「入れよう、入れよう」っていうふうに言ってくれたんですよね。現場ではなかなか定着しないジレンマはありますけど「当事者主体」の考え方や発想は、世界的にも大きな流れになってます。

――医師から聞いたことがありますけど、5分診療で「先生、診断つけてください」と迫られる形に

なっていますよね。そして「自分がいないあいだに、この人が暴れちゃったらどうしよう、土日が入る、じゃ、保護室に入れておきましょう」となる。責任が全部医師に覆いかぶさっている以上、こうなるって言ってました。

向谷地　つきあいのある精神科の先生から、「ちょっと話聞いてよ」と最近言われたんですよ。地域の中核病院の精神科のトップをやってる先生なんだけど、「落ち込んでるんだ」って。

そこも浦河みたいに120〜130床ぐらいベッドがあったんですが、15〜20年ぐらいかけて40床まで病床数を減らして、再入院しないで済む、地域で支える仕組みをつくってきたんです。しかし最近、院長に呼ばれて、「もうちょっと入院患者を増やせないか」と か、「今まで120床で3人の医師がいて、今は40床になって3人だったら暇でしょ?」みたいな感じで言われるそうです。

トップはトップでソロバンを弾いて言ってるんでしょうが。現場は現場で、いい医療をやればやるほど経営的に評価されなくて落ち込むっていう図式ですね。

――大学の先生方は新しい枠組みに積極的だという話がありましたが、そうしたアカデミアレベルと現場の精神科病院レベルではだいぶ乖離がありますね。

向谷地　やっぱり今の報酬制度の問題でしょうね。いい医療をやる、治療成績を上げる、いいシステムを地域につくると、病院が経営困難に陥るんですよ。それを前向きに評価する仕組みがない、いい仕事をすることと、インセンティブが全然かみ合ってない。

――厚労省の心ある人はわかってるんですかね。

向谷地　この前、わざわざ浦河まで見学に来てくださった厚労省の関係者がいて、そういう人たちはわかってますよね。

ただ一方でこういう問題もあるんです。この前、日本統合失調症学会でのやりとりをＺｏｏｍで聞いてたら、家族の人たちが医師たちに、「これは病気でしょ」と。「病気だから、原因を究明してちゃんと治してくださいよ」「もっと原因を追究して治療法を確立して、治す方法を考えてください」「なんでそれができないんですか！」って迫るんです。びっくりしましたね。

家族の人たちは家族の人たちで、それは本当に素直な気持ちだし、叫びですよね。ただやっぱり、これまで私が話してきたような「治る」ということの新しいイメージは、ちゃんと伝わってないですね。

わからないことがわかってきた

――家族の人たちは「病気なんだから、原因を究明して、ちゃんと治してほしい」と言う。精神科医はその期待に応えて、神様の役割をしなきゃいけない状況があるわけですね。

向谷地　ちょっと違った角度から言うと……１９８０年代に脳科学がどんどん進歩して、たとえば脳画像などでわかることも増えてきた。幻聴が聞こえるときに脳で何が起きてるのかとか、遺伝子レベルで統合失調症を特定する遺伝子が見つかるんじゃないかとかずっとやってきた。だけど、結局見つからないわけですよね。ただ、見つからないことでわかることがある。

結局、統合失調症って、なんだかわからないわけですよ。でも、これはじつは大事なことで「わからないことでわかる」ことがある。統合失調症の世界は、ひとつの理屈で説明しようとしてもしきれない、いわゆる複雑系の世界だということですよね。

私は、木村敏さんが説明してきたような精神病理学的な世界と、脳科学的な精神生物学的世界が同じ言葉で語られる可能性、決して矛盾しないことが明らかにされてきたんじゃないかと理解してるんです。

そのへんのことがお互いのなかで共通理解として出てきたから、「治してください」「はい、治します」みたいな世界ではないということがわかってきた。だからみんなが知恵や経験を寄せ合って、いろいろアイディアを出し合って試行錯誤するなかで突破口を見つける。当事者と研究者による共同創造だとか、さまざまな人たちが連携することの可能性が言われてきている背景には、そういうことがあると思ってるんです。

こうした時代の変化のなかで、精神科医も、いわゆる従来的な意味での「治す」という役割期待から降りられるようになってきたと思いますね。それは決して、諦めや責任放棄ではなくて、そのほうがより「治療的」であるということが共有されるようになってきたということですね。

——単一の原因がはっきりしないということになって、木村敏さんが言ってた深遠さと融合してきたみたいな流れですかね。脳画像などをやっていらした東大精神科の笠井清登さんが今、浦河の川村敏明さんと近い位置にいるっていうのは、その象徴かもしれませんね。

向谷地　そうですよね。ある種のわからなさが明確になったことによって、それぞれの立場から統合失調症の説明を試みてきた研究者や臨床家たちが、みんな謙虚になったような気がしますよ。わからなさのなかで、違った立場の人たちが急速に接近、交流するようになった気がします。

それに加えて、病気を経験した当事者が前向きに経験を発信するようになってきたということ。研究領域では個別性と主観的世界への接近ですよ。特にＡＩの世界は、主観の集積を重んじるわけですし、これからの大事な情報源になるんじゃないかなという気がしますよね。いい意味で精神科医の役割が低下して、当事者の役割が重要になってきたということです。

薬の力で話ができるようになることも

――それはそれとして、薬で何も考えられないようにしてしまう日本の精神医療の状況に対して、向谷地さんはイライラしないんでしょうか。

向谷地　最近は、多剤大量処方もかなり改善されてきましたね。私が知っているなかでは最高は毎日90錠の人がいましたけど、その人も今では6錠になってますね。

こんな例があるんです。統合失調症の若者ですけど病状が悪くなって、札幌でトラブって、そのまま警察のお世話になって、運ばれたのが決して評判のいい病院ではない。入院して即拘束、たくさん薬飲まされて管理的な入院生活を強いられて。

ただ、そのような残念な形であれ入院をきっかけにして、服薬によって落ち着いてきて「俺はなんでここにいなきゃいけないんだ」と本人が問題意識を持ったり、「このままじゃダメになる」と私たちに相談してきた。それから自分の病気と向き合うようになって、服薬も再開して無事退院できたんです。

強制入院は極力避けるべきですけど、たとえそんな形で入った病院であっても、薬物療法を再開するだけで、それなりに元気になれるんだっていうことなんですよ。これぐらい気持ちが整うんだと。まあ悔しいんですけど（笑）、そういう人たちも確実にいるんですよね。別に治してるわけじゃないけど、これだけバランスを取り戻せる。すごく個人差がありますけど。

だからこそ、入院する前に、もっとできることがあったはずだって思うんです。「薬は大事だけど、これから本当の苦労が始まるね」といった効き方をする人たちもいるんですよ。そこからどうやって暮らすか、何をするかっていうことを一緒に考えていけばいい。

――薬を飲むことによって話ができる状態に置かれて、そこから再スタートが切れる場合もある。

向谷地　入り口はちょっと大変だったけれども、むしろそのことを通して、自分にとっての薬の必要性、必要がわかる人たちもいるということです。べてるだったら、ユーザーリサーチャーの山根耕平さんなんかはそうですよね。薬を飲まないとすぐ調子が悪くなるし、飲むとすぐ元気になりますから。

自らの当事者性に光を当てる

――ここまでお話をうかがってきて、向谷地さんは結局「これは病気というよりも、普通の人の延長線上の問題だ」と言っているように聞こえました。

向谷地　私たちが自分のメンタルヘルスで経験する出来事と〝地続き〟だと考えれば、そういうふうに説明できますよね。だから、きちんと説明すれば家族の人たちも今何が起きてるかがわかると思うんですが、病人と健常人が明確に線引きされているのが実情ですね。

地続きであるとわかるだけで、いくつかの点で、ものすごく大きな認識上の転換が起こります。まずは「専門家の当事者性」と「当事者の専門性」という発想が出てきます。

――ちょっとわかりにくいです。

向谷地　専門家も一人の人間として生きてきた経験知（＝当事者性）を持っている。一方で統合失調症を持つ当事者も、自分の体験に対しては経験知の蓄積（＝専門性→経験専門家）の上に生きている、ということです。

木村敏さんは、研究者や専門家自身が「生きている主体として、同じく生きている主体である生きものと相互主体的に関わる」（『生命のかたち／かたちの生命』青土社、32頁）ことの可能性に言及してますね。私は、ここに当事者研究の理念である「自分自身で、共に」の大切な土台がある気がしています。

――専門家と当事者がそれぞれ逆方向の知も持っていて、そこでかかわれるということですね。

向谷地　もうひとつは、イタリアで精神病院廃止に尽力したＦ・バザーリアがすごくこだわっていた部分です。彼は精神病を「生きる苦悩が最大化した状態」と言っています。単なる困りごととか、私たちがよく言う苦労というよりも、もっと見えにくい形で、その人の存在自体が揺らいでいる状態になっていると。

私も同感で、「自分はどう生きていけばいいんだろうか」とか、「何のために生まれてきたんだろうか」という実存的な閉塞感が病気の回復や予後と無関係ではない。症状というのは、そのような実存的な危機に直面することから私たちを守る役割をしているように思うこともありますね。決してそういう苦悩が病気を引き起こしたわけではないけど、やっぱりものすごく影響していると思います。

その人間的な苦悩の部分をちゃんと受け止め切れてないっていうのが、いまのメンタルヘルスの領域のいちばんの課題だと私は思ってるんですよね。そこがおざなりになっている。

――誰でもが持っている人間的な苦悩と地続きではあるにしても、それが極大に振れている。

向谷地　最後に大事になってくるのが、「自分の苦労の主人公になる」ということ、いわゆる「主体性」の問題ですね。木村敏さんは「分裂病治療の眼目も、結局は患者の主体性の確立におかれている。『主体性』はこうして、分裂病現象に接近するためのキー・コンセプトと見なしうる」（『心の病理を考える』岩波新書、１７０頁）と言っていますが、私はこれだと思いましたね。

当事者研究は、まさにこの「主体性の回復」と集団的主体としての「群れの獲得」につながっていると考えることができるんじゃないか。回復はそこから立ち上がるというイメージを私は持っています。

精神科医やパラメディカルも、そのへんがとても大事なんだってことは、いちおう学んでいるんですよね、教育されてるわけですけど。

――だけど現実は……。

向谷地　その扱い、向き合い方があいまいですね。現場では、はぐらかしてしまってる気がします。やっぱりそこから逃げている。

私は今オープンダイアローグの、フィンランドのカリキュラムに準拠した研修を続けているんです。1年間の基礎トレーニングから次のアドバンスコースのトレーニングまで足掛け3年間のコースですね。やっぱりすごいなと思ったのは、そこでは徹底して自分の当事者性に向き合うんですよ。そこからすべてが始まる。ここが全然違う。

その意味では日本の専門家養成って非常に上っ面ですよ。自らの当事者性に向き合うことから逃げているように思うんですね。

依存症治療の枠組みこそ普遍的

――日本では専門性というものは、「人格とは違うところで成立するもの」という理解があるからでしょうかね。

向谷地　いろいろな背景がありますけど「私たちも同じ人間である」という当たり前のこ

とから目を背けてタブー視してきたわけですよ。それは『統合失調症の一族』のなかにも出てきますけど、フロイトとか力動的な精神医学の影響がかなりあるんじゃないかなと思います。専門家、治療者は自分の存在を消すというか。間違ってもプライベートの自分とか見せちゃダメだとか。

――多くの人は「技術論」と「精神論」に分けて考えていて、向谷地さんが言っているようなことは「精神論」という文脈でみんな理解してるように思うんです。私は「それは新しい技術論なんだ」って言いたいですね。人格と技術を別々にするって、今どきそんなことをやってるのかって気がするんですよね。あと当事者性という文脈で言うと、『依存症と人類』(C・E・フィッシャー、みすず書房)という本もおもしろいですね。

向谷地　AAの歴史などを取り上げたものでしたっけ?

――そうです。アルコール依存症の精神科医が、アメリカの依存症治療の歴史を書いたもので、松本俊彦さんが解説している。精神科医自身の体験が前面に出ているという点で、やっぱり依存症というのは新しい切り口なんだな思いました。

向谷地　そうですよね。依存症の治療はチームが基本であり、地域のネットワークが前提になっている。私たちはよく合宿しましたけど、依存症の人たちとドクターやスタッフたちも一緒になって一晩語り明かしたりとかする。

そんなのは統合失調症治療の世界ではありえないと思われているけど、私が『べてるの家の「非」援助論』を書いたときから一貫して言っているのは、依存症治療の枠組みこそ、統合失調症をはじめ、メンタルヘルス領域の普遍的な治療やケアの形になる必要があるということです。

——今日うかがって、向谷地さんが30年来言ってたことが、ようやく理解されてきたのかなと感じました。特にここ数年のわかられぶりはすごいですね。

III

いつも
土手の上から
眺めていた

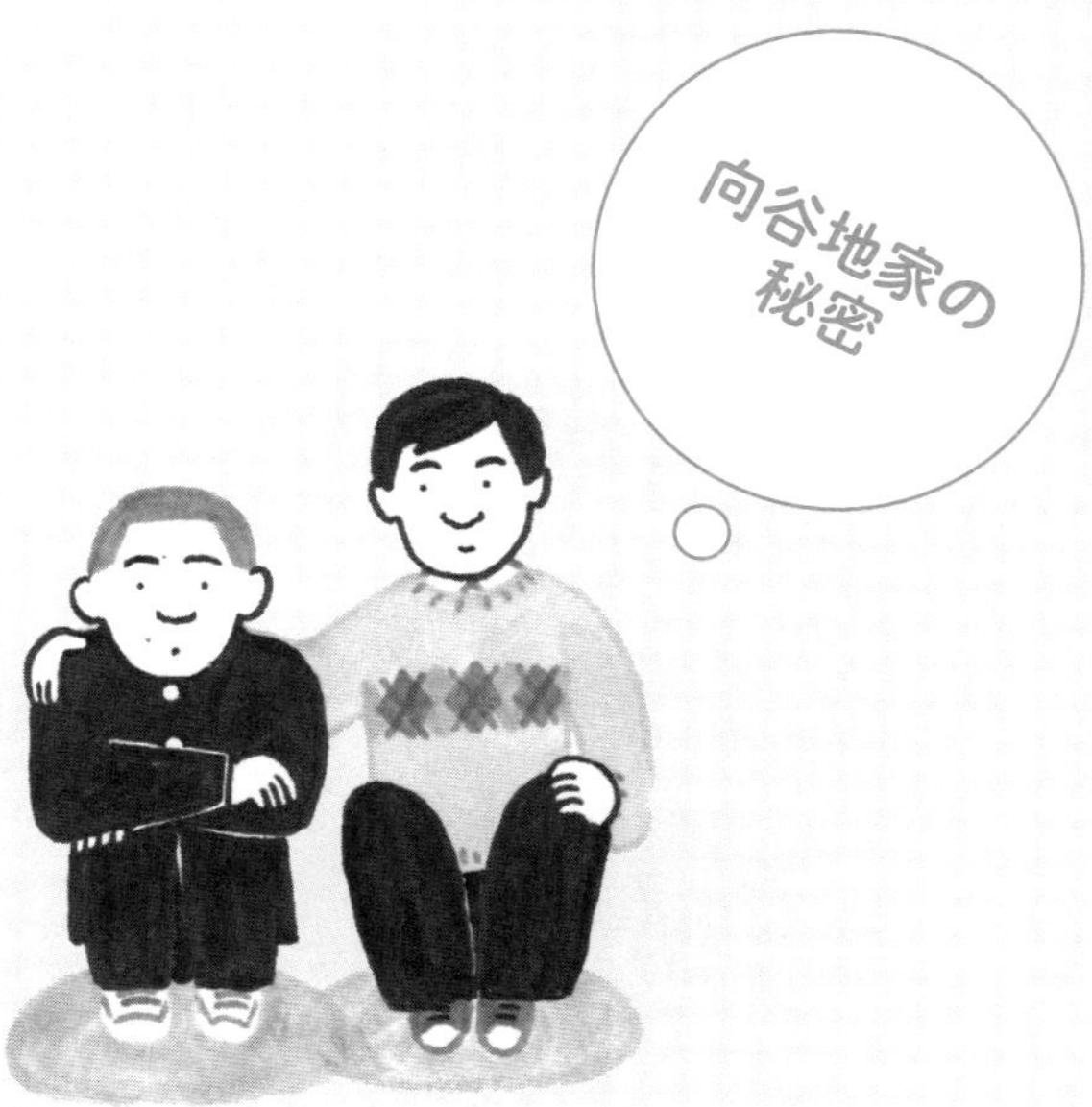

向谷地さんにはここまで、支援者としてのスタンス、ご自身の過去、日本の精神医療に対する意見等について根掘り葉掘りうかがってきた。その独特の感性を含めて、文字通りワン・アンド・オンリーな方だ。

とはいえこれまでのインタビューは言ってみれば「向谷地さんが語った向谷地さん」であって、少し視点をずらしたら、より複合的な向谷地像が浮かび上がってくるかもしれない。そう考えて企画したのが、彼のきょうだいに参加してもらった今回の鼎談である。

2歳違いの長兄、弘《ひろむ》さんは高校卒業後すぐに東京に出てデザイナーとして独り立ちし、後にデザイン会社を設立した。10歳下の加奈子さんは、長いあいだ実家のある十和田市で家族の面倒を見てきたが、2023年にべてるの家のある北海道浦河町に転居した。

話が始まるとすぐに、生良さんの4歳下の弟さん(三男)が統合失調症であること、お父様の兄、助五郎さんもまた、周囲からは病気の人とみなされていることなどがわかってきた。また第II部のインタビューで生良さんが教師にひどい暴力を受けたことはお伝えしたが、両親の反応を含めたその前後の生々しい状況がお兄さんから語られたりもする。

少年・生良の姿を通してみると、また別の向谷地さんが見えてくるのではないだろうか。

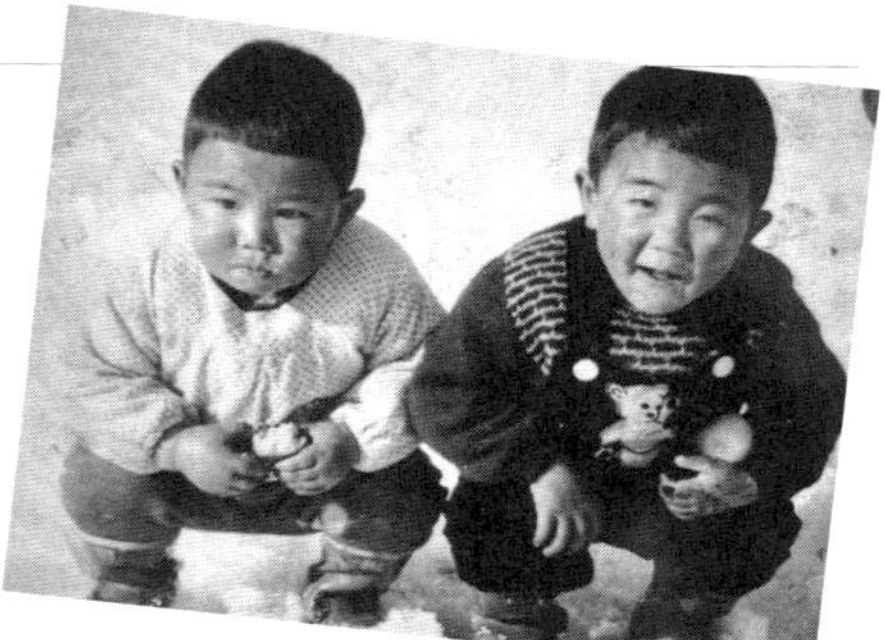
3歳のころ(左)、兄・弘と

[出席者]
向谷地弘=長男
向谷地生良=次男
向谷地加奈子=長女 [Zoom]

①家族のこと

きょうだい関係

――まずお兄さんから、生良さんがどんな子だったか教えていただけますか。

弘　ボ～っとしてましたね。

――あ、やっぱりそうなんですか（笑）。じゃあ変わってないんですね。

弘　パッパッパと動くほうではなくて、ずっとなんか考えているような、ボーッとしてる感じですね。でもけっこう仲がよかったので、しょちゅうふたりで一緒にあっち行ったりこっち行ったり、近所の子たちと遊んだり。

生良　あんまり喧嘩した覚えがないね。

弘　ほとんどない。

――長男次男で2歳違いだと、わりと覇権争いがありますけど。

生良　それはなかったですね。で、3番目の弟が統合失調症。

弘　僕と6歳ちがう。

――加奈子さんは。

弘　いちばん下です。僕と一回り違うか。

生良　加奈子は何年生まれ？

加奈子　うん、10歳違いと、12歳違いですね。

生良　私が小学校4年生のときに加奈子が生まれた記憶がある。そのことを作文に書いた気がする。

――どんな作文を書いたんですか。

生良　あんまり覚えてないけど……。当時、町内にあったいずみやま助産院で生まれた記憶があって、初めての女の子だったんで「かわいいな」って書いたのは覚えてる（笑）。

――弘さんがいて、2歳下が生良さん、6歳下が弟さん。12歳下が加奈子さんですね。加奈子さんから見た生良さんはどんな印象なんですか。

加奈子　口数が少なかったのはそのとおりなんですけど、うちの母が「生良兄《あに》はボーッとしてるけど、頭の中はすごい回転してるんだと思うよ」っていうのはよく言ってた記憶がありますね。何もしてないように見えるんだけど、頭の中は忙しい子に違いないみたいな。希望的観測なのかもしれないんですけど（笑）。私からの印象だと、よく遊んでくれるお兄さんでした。

弘　加奈子が6歳のときに僕はもう東京に来て離れてしまったので、その後のことはあまりよく知らないんですよね、向谷地家のこと。

加奈子　早いうちから東京に行っちゃったから、たまに兄が帰ってくるのがうれしかったですね。なんかすごくうれしくて、待ち遠しかった。

生良　心細かったと思うね。

弘　6歳でかわいい盛りに離れたので。ちょっとかわいそうだったです。

中学教師の父はほとんど家にいない

——お父さんは先生なんでしたっけ。

弘　そうですね。中学校の教師。

生良　ほとんど家にいた記憶はないよね。

弘　一緒にご飯を食べた記憶がないんですよ、私。

——猛烈サラリーマン的教師？

弘　相当上昇志向が強かったんじゃないかと思いますね。とにかく早く校長になったし。

生良　私が物心ついたときは、もう教頭をやっていたから。

弘　若くして教頭になって。いちばん出世が早かったんじゃないですかね。

生良　管理職だからあまり家に帰ってこない。学校の敷地にある官舎に住んでたから単身赴任だよね。

弘　小学校4年生ぐらいのときに、自分の生徒を3〜4人家に呼んで、なんか教えてたんだよね。子ども心にも、僕たちに見せてるような感じだったんですよね。まだ加奈子が生まれる前です。そのときに、「嫌だなー」って思ったのは、はっきり覚えてますね。「どうだっ！」って見せてる感じがすごく嫌で。自分の子どもたちには勉強のことだとか一切やったことがないのに、自分の生徒の前ではやってる。

生良　そうなんだ、私は覚えてないけど。

弘　そのときいなかったかもしれないけど。すごく嫌な思い出として残ってますね。

生良　たまにご飯を食べるときさ、ウチの学校の何々くんは立派だとか、偉いとかって。

弘　食事のときになんか小言を言われるのは消化悪かったね（笑）。

生良　そう、必ず一言二言。で、だいたい空気が暗くなるんだよね。

弘　あれで何か示してるつもりだったんじゃいかな。

生良　訓示を垂れるみたいな。

——じゃあ、家のなかでも教頭先生みたいですね。

弘　普段はなにもケアをしないのに、そのときだけ講釈を垂れるみたいなことを言うのがすごく嫌だなと。

生良　だから週末とかたまに帰ってくると、なんか重い気持ちになる。講釈垂れると母親が「また始まった」って愚痴る。

弘　そうそう。

生良　加奈子のときもずっと続いてたんだっけ？

加奈子　週末たまに帰ってくると、食事のときにここぞとばかりにお説教と、算数の問題を出されたりとか。答えられないと「なんでおまえはそんなにバカなんだ」みたいな感じで。食事がおいしく食べられない。

弘　本人は、その時間しかないと思ってワーってやるんだろうな。

加奈子　週末にまとめて思いのたけを言うんですよ。

弘　今から考えると本当に不器用な人だと思う。手先は器用でしたけどね。ステレオを作ったり、スピーカーを作ったり。

生良　ウチの父親は技術家庭科の先生だったんですよ。徴集されて神奈川の部隊に通信兵として配属されて、間もなく終戦になった。それを活かして技術の先生になったかも。あと書道はうまかった。母親ものすごい達筆だったね。

弘　母親は和裁、洋裁。

生良　料理も得意で……人形も作ってたね。

弘　母方の家系がみんな絵描きとか芸術派なんです。中学校とかの県の展覧会があると、美術教師になったいとこがだいたい入ってる。

――向谷地さんはクリスチャンですが、どちらかの家がそうなんですか。

生良　それはちがって、弘前大を出て結核で亡くなったいちばん上のお兄さんを母親が慕っていて、その影響ですね。

弘　その人がカトリックだった。

生良　すごく優秀で、うちの母親はその人をすごく尊敬していた。母の実家は天理教だったんですよ。祖母によく天理教の集まりに連れていかれたことを覚えてる。

弘　家に大きな祭壇があってね。おじさんは自分の息子を天理高校に入れた。

体罰事件のあと十和田へ

生良　向谷地家は青森県南部の百石町《ももいし》にあって……。

弘　八戸市の奥入瀬川をはさんだ北側で、今はおいらせ町っていいます。ふたりが地元の中学校に行ってたときに、父親は隣町の中学校の教頭をやってて、境界の端と端にあったので近かったんです。

生良　5〜6キロぐらい。

弘　だから先生たちが、父親をよく知ってるんですよ。

生良　私が中学2年のときにそこから30キロくらい離れた十和田市に引越したんです。そのときにうちの母親が何を思ったのか、急に教会に行きはじめて私たちも誘われて行ったのが最初ですね。教会に保育園があって、加奈子は保育園に行きはじめたよね。

加奈子　十和田に越してきてすぐ、ひかり保育園っていうところに行って。母体がプロテスタントの教会だったんです。母がそこに通って、私が保育園行って、日曜学校も参加して、みたいな感じですね。

――お母さんは教会に惹かれる何かはあったんですかね、そのころ。

弘　いちばん大きかったのは、中学生のときの先生の体罰……。

――生良さんへのですよね（110頁）。

弘　そうですね。生良は中学1年生で、私が3年生だったんです。私の担任は父親の教え子でK先生。生良の担任は音楽の先生でS先生、津軽の人だね。私が2年生のときにK先生が担任になって、そのときに「君のお父さんよく知ってるよ」って言われたんですよね。そのあと、何が原因なのか私に対してすごい個人的な攻撃が始まって。

——え、お兄さんも?

弘　どうもそのふたりは仲がよくて、私たち兄弟が目の敵にされて……。ほんと、すさまじかったですね。

生良　そのK先生、全校集会とかでも、いつもキンキンとした声で生徒を怒鳴ってたよね。

弘　カン高い声の理科の先生。いきなり教室にズカズカッと入ってきて、後ろのおとなしい女子生徒をバチーンって頬っぺた叩いた。そしたら鼻血がバーっと出て白いセーラー服が真っ赤になって、倒れて。「今僕のこと笑っただろー!」って癇癪《かんしゃく》を起こして。そういう先生だった。そんな笑う子じゃないのよ、静かな女の子だよ。今聞いたら大事件じゃないですか。

——その先生は軍隊経験はあったんですかね。

弘　軍隊はないと思う。ずっとその後ですから。

生良　三十代ぐらいの先生だよね。今思うと、その先生たち、みんな戦前の日本がいちばん大変だった時期に生まれ育った人だよね。

弘　あまりにもひどかったので、クラスがみんなで授業をボイコットしたりとか。クラスで集まって会議をして理科の宿題は絶対やらないとか。すると先生がまた怒ってクラス全員を廊下に座らせて、次の先生が授業できなくて、先生同士で喧嘩を始めるとか(笑)。

――そこまで狂った先生も珍しいですね。

弘　そのころ、生良もS先生から殴られて。

――ふたりともお父さんと知り合いなんですね。

弘　K先生は父の教え子でしたね。最初は「理科のノートの書き方がきれいだ」と言われたりしたんだけど、それがだんだん消しゴムを落として拾っただけで、職員室に呼ばれて正座させられたり。うちの父親と親しいイマイ先生から「何した⁉」って言われた。「いや、消しゴム落として拾おうとしたら怒られて、正座してろって言われた」って言ったら、「おまえも大変だな」って。

――そういうことをお父さんに相談したりはしなかった？

弘　な～んにもしないですね。でもさすがに弟が殴られて、顔を大きく腫らしてきたときは、だいぶ怒ってましたね。

生良　夜、寝てたときに、父親が「大丈夫か」って来たのを覚えてる。

弘　私はそのあと父親に呼ばれて、「おまえがちゃんとしねぇから、こうなった」って父親に叩かれたの覚えてる（笑）。

それから先生とのトラブルはずっと続いていた。3年生になったときも、あんまりにも理不尽なことで個人攻撃が始まったら、背がデカい柔道部の主将が――K先生は小さかったんですけど――教壇に向かってツカツカって歩いて、先生の胸ぐらをグッとつかんで「いいかげんにしろっ！」って。

――どうなりました？

弘　先生はもう職員室に逃げて、授業はそこで終わり。

――すごい、青春ドラマでも見たことない。

弘　僕はもう成績ダメだダメだって言われて、底辺校にしか行けないって言われて。希望していた高校ではない工業高校を受けることになった。希望の高校を受けるって言ったら、母親から「おまえは絶対受からないって先生に言われた」と。もうしょうがないと思って、そのまま。

そういえば、絵が得意だったので全国展に入選していたんですけど、それも教えてもらえなくて。

――入選したことを？

弘　ええ。卒業式の卒業証書と一緒に、「はい！」ってその賞状ももらって。だから「おぉ、ここまでやるか」っていう感じでしたね。

そんなことや生良への殴打のことがあって、母親は「みんなから噂をされていて、百石にはあまりいたくない」と。十和田におじいちゃんからもらった土地があるから、そっちに移るって言っていましたね。

――お父さんはそれでいいんですか？

弘　渋々っていうか。

土手の上から「ペコペコ」を眺めていた

──お父さん、威張っているわりには、決定に参与してないですね。

弘　生良のときには、父親もだいぶ校長に怒ったから、謝りに来たもんね。

──S先生が謝りに来た？

弘　そう、校長と一緒に来た。ぼくらふたりは土手の上に座って、家を見ていて……。

生良　奥入瀬川があって、堤防があって、堤防の下に家があって……。

弘　「先生が来るから、ちょっと外に行ってなさい」って親に言われて。土手の上から座って見てたら、ふたりが来て、ペコペコペコペコ謝ってましたね。校長とS先生。

生良　不思議と自分の記憶から、その場面は完全に消去されてるね。

弘　堤防のところにふたりで座って。生良が右に座ってた。結構リアルに覚えてるんですけど、両親に対してペコペコペコペコ、裸電球の下で。

生良　家のなかには上がらないで。

弘　玄関でね。そのときに「おかしいね」って生良が言ったのは覚えてる。

──それこそ、当事者を外において謝ってるんですね。

弘　その後S先生は他の学校に飛ばされたけど、その後もクビにならずに。

生良　ずっと教師を続けてたと思うよ。

──そんな理不尽な体験を中学のころにしてたら……そりゃ変になりますよね。

生良　今だったら、大変な話だよね。

弘　あぁ、もう信じられないですよ。女の子の流血事件なんかも。

――その女の子の親も抗議とか……。

弘　いやぁ、もう先生がもうやることはすべて正しいみたいな時代だったから。田舎の人だし、とても無理ですね。人権感覚ないですから。そのなかで子どもたちが1クラスまとまって先生と闘ってたのは、なかなかおもしろかったですね。

同級生の姿が見えると柳に身を隠した

――おふたりは、最終的には今こうやって喋れるほどには、KとSを許しているんですか。

弘　少なくとも僕は……。十和田市に移って私も母親のすすめで教会行くようになって、十和田市で偶然K先生に会ったんですよ。「こんにちは!」って大きい声で言ったら、ビクッとして何も言わずにそのままずっと歩いていった。……そのあと病気になったというのは聞いたけど。

――そんだけずっと四六時中怒ってるんだから、身体にも悪いはずですよ。

生良　中体連（日本中学校体育連盟）の大会ってあったでしょ。地域の中学校の部活が集まるスポーツ大会を一緒にやるんだよね。そこで元の同級生たちと会うのがすごく嫌だったね。

弘　だから母親が言っていたのには、けっこう理由があるんだよね。「向谷地先生の子どもが学校で殴られた」っていう噂が流れたり。

生良　百石にいたころは、自分にもそういう噂みたいなのが聞こえてきたよね。

——でも、殴られた被害者なわけじゃないですか。

弘　今はもう有無を言わさず殴ったほうが絶対悪いですけど、当時は殴られるようなことをしたんじゃないかとかいうふうに取られる空気があったね。

生良　クラス会の議事進行が下手くそだといってS先生にコテンパンに殴られて、1日休んで病院に行って検査を受けた。休んで様子を見るようにってドクターに言われたんだけど、自分も意地になって顔に巻いた包帯を外して学校に行って、クラス委員長の辞意を担任に伝えたんです。

その後に出席した体育の授業（スケート）で転倒して頭を強打したんですよ。それで記憶喪失、眩暈、吐き気に襲われて、歩けなくなって結果的に学校を長期欠席にすることになったわけね。

この二つのことが町にいろいろな形で広がって……。土手とかを散歩していても、人が来たらパーッと隠れたりとかね。堤防と川とのあいだに柳みたいなのが生えていて、それに隠れたりした。地域の風評は耳に入っていたからね。

弘　弟がそこまで追い込まれてたのは知らなかったですね。僕は僕で、もうK先生と戦うので大変だったから。

加奈子　今の話を聞いていて、私も高校生のときに、生活指導の学年主任から「おまえが向谷地の娘か」って言われたことがあった。体育館で服装チェックをするときに、私だけ

「あれがダメ、これがダメ、全部ダメ」みたいな感じで言われて。何回直してもダメだダメだって、みんなのいる前でコテンパンにやられて、私がそこで泣いてしまったことがあって。「向谷地の娘だからな」みたいな暴言を吐かれたり。それを母親に言ったら、母親がブチ切れて、学校に乗り込んできたことがありました。

生良　高校の学年主任とウチの父親とはどういう関係?

加奈子　なんか知り合いだったみたいです。

弘　うちの父親、何やらかしたんだ(笑)。

加奈子　ちょっと父親を恨みましたけど。

弘　それは初めて聞いたな。

加奈子　お母さんが怒鳴り込んで、ものすごい剣幕で文句を言ったら、少し収まりましたけど。でも、なんかずっとにらまれてましたね。

――お母さんは立派ですね。

意外にケロっとしている?

弘　でもなんだろう。そういうことされても、その人たちを恨むとかじゃなくて、流すっていうか。南部地方の人の特徴なのかね。起こったことはしょうがないみたいなところがないか。

加奈子　うん。あるね。

生良　引きずらないっていうか。

弘　結構ケロッとしてるっていうか。それは何となく自分にもあるなって。

――弘さんは抵抗運動もしてましたけれども。

弘　それは他の生徒を守るっていう思いがあったので。昔は発達障害の子たちも一緒にクラスにいたので、そういう子たちをずっと攻撃してたんですよ。それで話し合って、クラスをまとめて、結構まとめ役みたいになって、先生と戦うみたいなことをやってましたけど。個人的にはそんなに……。だから高校のときにK先生と会ったときにも、「こんにちは！」って。また会ったたっていうぐらいで、別にあんまりこだわらない。

――向谷地家の人全体がそういう感じなんですかね。

弘　南部地方の地域性かね。

包丁を持って、死に物狂いの夫婦喧嘩

生良　ウチの父親がなんであんなにトントン拍子で出世していったのかわからないけど、実直で不器用な人だったなって思うんですよ。これは母親も含めてね。いろいろな人生経験を経て生きてきた親たちに盾突くのは申し訳ないっていう気持ちが自分はあったね。特に戦争体験を聞かされてたんですよ。そういう話を聞いたことで、やっぱり、親を困らせないということに、こだわっていた気がしますね。

――弘さんはそういうのはあんまり感じなかったですか。

弘　自分が結婚して子育てをして、いろんなところに行ったりとか子どもたちとかかわっていくなかで、自分とはまったく違うんだなって思いましたね。父親はまったく別なタイプだったので。自分はこんなに子どもたちとかかわっていると楽しくて、かわいくって、できるだけ一緒にいたいと思うのに、うちの父親はどうして子どもたちを全部置いて、仕事ばっかりできたんだろうって。その差はすごく感じましたね。

生良　私が小学校3年生前後に、うちの父親と母親は死に物狂いでよく喧嘩してたよね。

弘　母親が包丁持ったりね。

生良　うちの母親ってね、なにかにつけてすぐ包丁を持つ人で（笑）。加奈子は見たことある？

加奈子　あるある。いやー大変だった。

――どんなきっかけで喧嘩が始まるんですか。

加奈子　自分のことをわかってほしいっていう母の願いと、「何が不満なんだ」「俺はこんなにがんばって働いてるのに」っていう父の思いがまったく交差しない。ずーっとそれが解決しないいまま、母は物を買うこと、あと私のものを私の好みを聞かずにいろいろ買ってくるとか、そういう買い物とかで、うさを晴らしてたところがあって。

弘　依存症だったよね。買い物依存症。

加奈子　それでもやっぱり父親にわかってほしくてぶつかっていくんだけど、わかってもらえず。母親が騒ぎ出すと、父親があきらめた感じで土下座するみたいなことの繰り返しでしたね。

生良　父親は怒鳴ったり大きい声出したりする人じゃなくて、「まあまあまあ、落ち着け落ち着け」みたいなね。

加奈子　そうそうそう。父親が興奮するってのはあまりなくて、母からするとノレンに腕押しなんで。感情が高ぶってしまうんだけど、そこをなだめるために父親がひたすら謝りつづける。

生良　とりあえず事態を収めるためにね。心の底から言うわけじゃなくて、「わかったわかったわかった、謝ればいいだろう」って。

加奈子　「ごめんごめん」みたいな。

大人はいつも争っていた

弘　小学校2～3年生のときかな、いとこが怒ってドドド～って部屋に入ってきて、親戚のおばちゃんを殴ったんだよね。そういう修羅場をずーっと見てるから、たいがいのことにはあまりびっくりしないな（笑）。

生良　まわりの大人たち、親戚同士とか、なんかわからないけど、いつもぶつかってた。

弘　喧嘩してたね。

生良　とにかくね、大人たちはいつも争っている感じだったですね。そういう愚痴をね、母親はこぼすのよ、子どもの前で。

――さっきの話で、お母さんが包丁出したりしたとき、加奈子さんは仲裁したりするんですか。

加奈子　仲裁はできないですよね。もううんざりだから、いい加減にしてほしいと思ってた。こんなところにいたくない、みたいな感じで。仲裁に入ったところで悪化するだけなんで、部屋にこもって収まるのを待つか、ちょっと大変そうだったら降りてって「いい加減にやめて」と言うくらいで。

それでも、小さいころは一生懸命なんとかしようとがんばりましたけど、毎回なんでちょっと疲れて。大人になるにつれて、かかわらなくなりました。

――小さいころって、いつごろまでですか。

加奈子　中学生くらいのころまではなんとかしないとって思って。なんともならないときは、部屋に行って「神様助けてください」ってお祈りしてみたり。

2

三男の発病

単位が足りずに大学をやめた後に

──そのとき、弟さんはどういうポジションなんですか。加奈子さんの6歳上ですよね。

加奈子　中学校のころはもう家にいなかったかな。大学生だった。

──弟さんの発病はいつごろなんですか。

加奈子　24歳のころですね、大学をやめて東京に行ってから。

弘　すぐ近くにいたから駆けつけたね。何回もアパートに行って。

生良　北海道の大学に行ってから、東京に行ったんですよ。大学は4年目の1月か2月に中退してるんだよね。計算ミスかなんかで卒業の単位が足りなくて。だからあと半年、卒業を伸ばせば取れたくらいの感じだけど、父親はそれを認めない。あれで調子崩したんじゃないかなという気がする。

──お父さんが認めないのも世間体ですかね。

生良　私は卒業したとばっかり思っていたので、具合悪くなった後に聞いたら「いや、じつは卒業してなかったんだ」って聞いてびっくりしたわけ。父親は意地になってたんじゃないかな？　弟が単位不足で4年生で中退するしないのあたりのこと、加奈子は知ってた？

加奈子　そのことで両親が言い争ってたのを覚えてる。父は父でプライドがあって、このままやめさせるって。「なんてだらしない息子なんだ」みたいな感じで、もうすごい怒ってたのを覚えてる。

生良　母親は？

加奈子　せっかくここまで来たのに、それが全部無駄になっちゃうから、あとちょっと待てば卒業できるんだからって。でも、押し切られたのかなぁ。結局、大学はやめて東京に行くことになった。

　東京でいろいろ働いていたんだけれども、そこで発病しちゃって。アパートでずっと奇声を発しているって大家さんから電話がかかってきて、母親と父親が急遽向かった。連れてくるときも、暴れたり大声出したりするからすごく大変だったって。うちの父親ってプライドがすごく高い人だったので、本当に大変だったと思います。よく我慢したなって。

　家に帰ってても大変だったんですよ。暴れるし大声出すし自傷行為はするし。それこそ「死んでやる」って言って包丁持ち出して死のうとする。包丁を持って母と私を追いかけてくることもあって、私はトイレに隠れて、鍵かけて息を潜めてた。

　あと、家の外壁に「この家にはキチガイがいる」って赤いペンキで書かれて、それを父親が泣きながら消してたりとか。それでようやく入院。

生良　落書きしたのは誰？

加奈子　近所の人が書いたんです。誰かまではわかんないですけど、夜に書いたんだと思う。それを父親が一生懸命消してて。

生良さんが付き添って受診

加奈子　市内に私立の大きい精神科病院があったんですけど、噂されるのが嫌だからって、80キロ離れた病院に入院させることにしたんだよね。

生良　母親から私にSOSが来て、家に帰って弟と一緒に受診した記憶があるよ。

——そのころ、向谷地さんはもう浦河に？

生良　ええ、就職して5年目くらいで結婚してまもなくのころでしたね。

弘　どこに入院させたの？

生良　県立つくしが丘病院だったかな。三内丸山遺跡の近くにある病院で。

加奈子　精神科の専門病院が郊外にあるんですよね。そこに入院させました。

弘　東京で働いていたときに、同僚に騙されて、貯金していたお金をだいぶ持っていかれた。

生良　カルト宗教じゃないかなって気がするんですけど、女性が近寄ってきて貢がされたみたいな。

加奈子　３００万円って言ってましたね。

生良　絶対騙されやすい人だよね。

加奈子　人がいいっていうか、優しくて、騙されやすいタイプ。お人好しなんで。

――生良さんは受診に付いていって、どんな感想を持たれたんですか？

生良　母親からSOSが来て帰省したんですけど、まず家に着いたら、弟が「天井から龍が顔出してる」みたいなことを話して、あらあらと思って。それで受診について行ったんですよね。思ったのは、ソーシャルワーカー以前に、自分も家族のひとりに過ぎないってことですね。支援者としての経験や立場を脇において、家族に徹するという。そうじゃないと病院もやりにくいし、立場的に弟にも迷惑をかけると思ったんです。

弘　弟が東京から帰る前の日だったか、立ち合ったんだよね。そのときに、「お兄《にい》、お兄」って言われてですね。「お兄、俺、おかしぐ見えるか」って。「まぁ、普通じゃねえな」って答えた。もうめちゃくちゃになっていたから……それは覚えてる。

健康保険を使わなかった理由

生良　父親はものすごく世間体を気にしていて。しばらく健康保険も使わなかったんだよね。

弘　そこまでやったの？

生良　うん。調子が戻ってから、また東京に行って物流会社に勤めた。そこにはしばらく勤めてたよね。

加奈子　10年ぐらい。

生良　大きな会社なので社会保険組合があるわけですよ。なのに区役所でこっそり国保をもらって、それで受診していたんじゃないかな。健康保険を使うと会社にばれるんじゃないかって。ただこれは、どっちかというと弟が父親に気を使ったんではないかって思う。助五郎さん（後述）のこともあったし。でもふつうなら、父親が「そんなもったいないことを」って言ってもおかしくないんだけどね。

弘　そういうところは徹底的にやるね。助五郎さんの本を全部回収した話もすごいね。

生良　精神の病に関しては、父親だけじゃなくて地域全体に「恥」という感覚がものすごく強いから。

――弟さんは、実家にどのくらいいたんですか。

生良　青森の病院に何か月か入院したら少し落ち着いてきた。それで家で少し暮らしてから、また東京に行ったんですよ。

加奈子　本人は「東京に行きたい、戻りたい」ってずっと言っていたよね。「ここにいたくない」と。気持ちはわからなくはないんですけど。それで入院して治療して、薬もずっと飲みつづけて、落ち着いてきたのを機に東京に戻ったんです。

健康保険を使わないようにするために、80キロ以上離れた病院までわざわざ父親が毎月薬を取りに行って、それを東京に送ってた。私はわからなくて「なんでこんなことをするの？」って聞いたら、健康保険だと受診した病院や使った薬局がわかるって。

弘　僕は後半のそうした話はまったく知らずに東京にいたので……。加奈子には申し訳ない気持ちでいっぱいですね。

――東京では弟さんの家に行ったりは?

弘　結婚して私たちは練馬区の羽沢にいて、弟は中野区の野方にいたんですよ。3～4キロぐらいの近さだから何回も行っていましたね。そのころはもうだいぶ落ち着いてたけど。

今はひとり暮らし

――今、弟さんはどういう暮らしされているんですか?

加奈子　ひとりで暮らしています。そもそもあまり人とかかわり合いを持ちたいほうではないので。用事があるときは買い物に行ったり、病院に行ったりはするんですけど、基本的には家にいて、テレビを見てる。

生良　絵は描いてるの?

加奈子　たま～に漫画を書いてる感じですかね。でも積極的に描いてるわけではない。

弘　症状は出てない? 落ち着いてる?

加奈子　基本的にずっと変わらないのは、独語。それはもう日常のことなので、私はそばにいて独語が聞こえてきても、知らんふりしていましたし。これはもうこういうものなんだと思ってましたけどね。

弘　今なら、道路を歩いてても携帯でひとりでぶつぶつ言ってる人はいっぱいいるけどね(笑)。

生良　今回、べてるが事務職員の募集をしていて、それで加奈子に浦河に来てもらったんです。弟にも「一緒にどうだ？」って言ったら「俺はこれから東京に行って、一旗あげなきゃなんない」って、絵でね。

加奈子　そう。邪魔するなと。

生良　結局、加奈子は弟と一緒に何年暮らしたことになるんだっけ？

加奈子　17年かな？

生良　父さんが亡くなってから17年。

加奈子　そうそう。

父が認知症に

生良　母親と父親と加奈子と弟の4人で生活していたわけで。父親が亡くなったの何年だっけ？

加奈子　２００７年。母さんが２００６年。

生良　当時は大変だったね。父親がレビー小体型認知症になったのが２００５年ごろかな。そのころに母親から電話が来て、「父さんが変だわ」って。自分がお風呂に入っていたら……。

弘　若い男と一緒に入っていたと……。

生良　黒服を着た男が、母親が入っている風呂のほうに行ったと。「おまえ、何やってんだ！」って父親になじられて「こんな悔しい情けない話はない」って私に電話をくれたんですよ。……私はそれ聞いて笑っちゃったんですけど。

——レビー小体型認知症でよくある幻覚ですね。

生良　そうですね。

弘　壁にコートがかかってるのも、人に見えるって言いますよね。

加奈子　「そこに兵隊さんが立ってるんだけど誰だろう」って、よく言ってました。

生良　それで母親が「病気だからって許されるもんじゃない。情けない」って電話をかけてくるわけですよ。私はその聞き役をしてたんですけど。それから母親が「ちょっと疲れた」って体調不良を訴えて病院を受診したら、末期の肺がんだったわけね。脳にも転移していて。夜、「生良、長く生きられないかもしれない」って電話をかけてきて……。

——晩年、ご両親の関係はどうだったんですか。

生良　父さんと母さんがぶつかったりするのは、晩年はだいぶ落ち着いてたよね。

加奈子　うん、晩年はもう父親が認知症の傾向が出てきていたのもあって、そこまでは。父親が75歳ぐらいのときから、もうなんかちょっと弱ってきていたので。母親が運転免許を取り上げたあたりからはもうぶつかってないですね。

生良　教員を定年退職してからもぶつかってた？

加奈子　はい、もう夫婦のルーティンだったんじゃないですかね、今思えば。

生良　父親がだんだん認知症が進行してきて、精神科を受診した？

加奈子　十和田の精神科に1回入院させて。ただそこがちょっと薬の量が尋常じゃなくて。

拘束しない代わりに大量の薬で黙らせるような感じですね。そのころは動きが活発だったんで。そこから退院させたあと、どんどん悪くなっていった気がする。

生良　母親が家で父親の面倒見なきゃいけないって言って、トイレを和式から洋式に改造しようとしたら、全部シロアリに食われていて大きな工事になって。そのあと台風で屋根が飛んだり。そうして家の中が落ち着かなくなると、今度は弟が具合悪くなって、大きな声を出すようになったりとかね。そうなったら今度は加奈子が鬱になっちゃってね。

——そりゃそうですよね。

生良　今考えると、ひとつ屋根の下に、鬱と、統合失調症と、レビー小体型認知症、末期がんの人が同時にいるっていう感じになったわけで、ふつうは家族崩壊だよね。国民病が勢ぞろい。

——すごい！　マージャンで言ったら満貫みたいな。

弘　役がそろった。

加奈子　すごいですよね。あらためて口に出すと。

母の孤独——ヨン様のテディベア

——向谷地さんは精神科のプロなんだけど、やっぱり自分の家族だったら同じように困るしかないみたいな感じですか？

生良　あらためて振り返ると壮絶だったけど、不思議と追いつめられ感だとか困り感はなかったですね。なにか、このときのために自分はずっと準備してきたような気がして。あの戦争体験を生き抜いた両親の最後のときを大切にしようという気持ちもあって、大ごとにならず、淡々と乗り切った。

弘　加奈子がいちばん大変だったと思うよ。任せっきりで申し訳なかったけど。こっちは状況を聞いているだけだけど、よく母親から「父親にこう言われた、ああ言われた」って電話がかかってきましたね。

あと母親の金の無心っていうか、買い物しすぎて「支払いのお金足らないから金貸してくれ」っていうのは何度もありましたね。

――そのころも買い物依存みたいなのがあった？

弘　ありましたね。

――ヨン様（韓国人俳優のペ・ヨンジュン）**の写真がたくさんあったって生良さんに聞きました。**

弘　ヨン様の人形もあってね。僕らが行くと、笑われるからって棚に隠してる（笑）。

生良　ヨン様の写真とか今もあるの？

加奈子　いやぁ、どうだっけ？ DVDはあるけど。あとヨン様のテディベアみたいなやつ、3万円もしたやつを買ってたんだね。自分がインターネットできないもんだから、ファンクラブに代わりに加入して買ってくれって。

生良　今も家にあるの？

加奈子　あると思う。そのテディベアのために洋服をつくったり靴下編んだりとかしてた（笑）。

生良　それとビデオとかテレビ買ったりして、亡くなったときにそのローンが残っててさ。全部尻ぬぐいしたんだよね。50〜60万円ぐらいあった。忘れられないのが、葬式が終わって遺品整理したら財布があって、開いたらカード入れにキリストの肖像画が挟んであって、裏をみたらヨン様のブロマイドが貼ってあった（笑）。

――すごいですね。でもお母さんの計り知れない寂しさを感じますね。

弘　和服がいっぱいあったでしょ？　着物が。あれどうなったの？

加奈子　あれ、顚末を話すと……お茶とかお花とかやってたんで、山のように和服があったんですね。私がもう兄と一緒にいることが耐えられなくて、1年間家を出てアパートで暮らしたときに、全部売られました、ブックオフみたいなところで。

生良　弟が全部売っ払っちゃった。

弘　弟が売ったの？

生良　うん。自分の小遣いにしたのよ（笑）。

3 そういう社会であり、時代だった

教会との出会い

——弟さんが統合失調症だったのは知りませんでした。

弘　なんとなく、そういう傾向は自分の近くにいつもあるっていう感覚はありますね。

生良　うんうん。母親もさ、1回ぐらいどこか受診したことないんだろうか。

弘　いやぁ、何かしらあるかもしれないね。激情型っていうか。自分自身にもそういう部分があるなっていうのをかすかに感じますね。そこらへんは自分の子どもには、もし遺伝という要素があるのであればもちろんですけど、自分の行動を通してもそういうものをあまり見せないように、ずっと緊張して接しているところがありましたね。

生良　エキセントリックな人だったよね。

弘　東京のある牧師夫人が、若いころに1回母親を教会に誘ったことがあるんです。その人に、「教会行ってみない？」って言われたことはずっと覚えていたらしいんですよね。生

良のこともあって十和田市に移るようになったときに、何かの考えで、教会に行ってみようって考えたんじゃないですかね。尊敬するお兄さんの影響もあったかもしれない。その牧師夫人に連絡をとって、三本木教会を紹介されたという話でしたね。

私はね、いとこたちが取っ組み合いの喧嘩したり、包丁を持ったりするぐじゃぐじゃな家族で育ったんで、教会に行って、こんな穏やかな、価値観の違う、聖書にもとづいて行動するような人たちに接して、「ほぉ〜、こういう道があるんだ」という感じで少しハマったのは確かですね。おそらく生良にもそういうところあったんじゃないですかね。まったく文化が違う。

教会でもよく福祉のボランティア活動とかをさせてくれたね。牧師が自分のポケットマネーを出して、いろんなボランティアの会に参加させてくれました。そういうのも大きかったよね。

生良　そうだね。最近、60年以上前に三本木教会に通っていた方で、今は牧師さんの奥さんをしている保育士さんと話す機会があったんです。その方は母子家庭で勉強は好きだけど、経済的な理由で進学を諦めていた。そうしたら当時の牧師から「応援するから」と言われて、保育の専門学校に行くことができたっておっしゃってましたね。

弘　よく出してくれたよね。

生良　当時の牧師も本当に、ツギを当てた服を着て質素な暮らしをしていたよね。

弘　式に出るときはもちろんきれいな礼服を着るんですけど、普段はもうボロボロのテロテロのやつで、ほつれてるみたいなのを着ていて。でも、高校生とかに、ボランティア活動があるから行ってきなさいって言って、交通費とか全部出してくれて。

――それは三本木教会の牧師さんですか。

弘　田岡伴治さんという元満州の憲兵あがりの牧師です。そこで新しいというか、まともっていうか、自分が見てきた大人がぐじゃぐじゃだったので、教会ではすごく安心しましたね。

ぐじゃぐじゃな世界から抜け出せた

――弘さんもクリスチャンに？

弘　いちおう高1のときに洗礼は受けました。でも私は高校でだいぶひどかったので。諦めてたんで、タバコを吸ったり。底辺校だったから、みんなお酒飲んだりタバコを吸ったりなんかして。父親は何も言わなかったですけど。

生良　僕が受洗したのは高校2年のころですね。

弘　向谷地家に教会がなかったら、今はどうなってたか。

――教会との出会いは大きな転機ですね。生良さんの、「苦労を買って出る」とか、「これからどんな苦労しようか」みたいなセリフがどこから出てくるのかなって思っていましたが、そういう前史を聞くと少しわかるような気がします。

弘　そうですね。ぐじゃぐじゃなところから這い上がってきたので、ぐじゃぐじゃなところにまた足を突っ込むことになっても、そんなに驚かない気はします。耐性ができているっていうか。あからさまに障害のある子たちを先生がいじめたりしていて、すごく義憤を感じていたので、弟もそういうのは見ているんじゃないかと思うんですよ。
あとやっぱり、高校のときにボランティアをしたりでいろんなところに行ったから、早くから福祉のほうに行くって言っていました。
ただ生良も、「こうだ」って言ったら「本当か？」と言って別な見方というか、ひねるとこは昔からですね。1回反対から見てみて、言われたとおりにはやりたがらない、というのはあると思いますね。そうやっていろんなのを見つけてきたような気もしますけどね。

――弘さんはそうでもないですか？

弘　私もひねくれてますね（笑）。自分のやってきた仕事（デザイナー）でも、やはりみんながこうだとか、決まりはこうだとかっていうのは、もっと別なほうからっていうのは、絶えず考える癖がついていて。
それは父親が正面から来たから……。それをまず否定してみるっていうのがあるような気がするんですけどね。「これが正しいからやれ」って言われると、「うん？」っていう。

子どもは「チーム」で眺めている感じ

生良　大人たちがザワザワしていても、自分たち子どもは不思議と、それに振り回されてあっち行ったりこっち行ったりっていう感じではあまりなかった気がする。
弘　意外と大人を見ているっていうか、冷静なところがあった。

生良　子どもは子どもなりに、何か「チーム」みたいな感じで、大人集団に対して、ちょっと距離を持って、振り回されないように互いに何かつかまりあってるみたいな。

――なるほど、集団で対抗していたんですね。

生良　ええ。だからなのか、あんまり「どうして自分は……親は……」とか、内側に刺さらない。

弘　そうそう、流す。

生良　そういう感覚があるよね。

弘　「あぁ、喧嘩してる」ってね。

生良　そういう時代でもあったんだろうね。大学紛争だってあったし、ベトナム戦争も激しかったし、社会も騒然としていたしね。学校で殴られたり、いろいろあったんだけど、その前に親に愚痴ったことが1回もない。S先生にも最後は大きくボカスカやられたけど、親にも結構やられていたからね。でも1回も親に言ったことがなかった。心配をさせたくなかったというのもあったかも。

弘　最後は顔を腫らしてきたからバレたんだよね。「なんだそれは！」って。

――ひとりだけだったら「どうして自分は」ってなるかもしれないけど？

生良　たとえれば、災害に見舞われたときに「何で自分ばっかり」と思わないですよね。社会全体が災害にあっていたような。

弘　私は背が小さかったので、殴られたりもしたな。

ＮＨＫだったかで「暴言と身体的な暴力と、どっちが脳のネットワークが傷つくか」って番組をやってたんだけど、身体的な暴力はそんなでもないけど、言葉の暴力というものの脳へのダメージって何倍だったか、ものすごく大きいことがわかってきたと言っていた。言葉って、中に入ってきてしまうんですね。

――暴力はむしろ外ですね。

弘　中に取り込んだら、とてもじゃないけど相当きついと思うんです。

全学連デモの仮装行列

生良　今だったら、先生に対して生徒が結束して対抗するみたいなことってないですよね。私たちの時代は、高校生でも先輩たちが卒業式ボイコットってビラを門で配ったり、大人の社会に批判的に向き合うスタンスがあった。自分のことであっても、人間はとか、社会はとか、大人はみたいな、そういう軸で問いを持っていた時代だったね。

――社会が近いですよね。今だと自分があって、家族があって、その先に社会がぼんやり見えるぐらいだけど。

弘　中学校で、仮装大会があったよね。あのときに俺は実行委員長だったんですけど、心臓移植と全学連の仮装をやったんですよ。全学連はタオルとヘルメットとを集めるのが大変で。学校の前に材木屋さんがあったので角材何十本って頼んで。それで全学連と同じように、百石の町を「わっしょい、わっしょい」ってやったんですよ。そしたら大問題になって（笑）。東奥日報に載ったんだよね。中学生が全学連の真似をしているって。新聞社の黒塗りの車が学校に来たりしてた。

——仮装行列って……それ時点でもはやデモじゃないですか（笑）。おもしろいですね。デモってある意味、仮装行列ですからね。

生良　その仮装行列、なんとなく覚えてる！

弘　何十人もが「わっしょい、わっしょい」って、マスクしてヘルメットかぶって行進して大問題になって。当時の校長先生が新聞社に対応してくれて、そのあと校長室に呼ばれた。校長先生は「大丈夫、大丈夫」って。「中学生が全学連の真似するのは問題じゃないかって言われたけれども、それだけあなたたちの新聞を中学生もちゃんと読んでる証拠じゃないですかって、言い返しやったからな」って（笑）。

——弘さんは今、おいくつなんでしたっけ？

弘　私は今、69です。全学連は、僕たちよりも4つ、5つ上ですかね。まあ東京で仕事をするようになって、団塊世代の人たちのその独特の変な情熱というのがやりにくくて、ずっと苦手です（笑）。

——加奈子さんはそういう団結のような志向性はあったんですか。

加奈子　そういうのは、私はないですね。

——じゃあ、ひとりでがんばっていた。

加奈子　そういう発想がなかった。まとまるのがもともとあまり好きなほうではないので。団結するっていう方向にはあんまり行かないですね。そういうタイプなんですね、きっと。

4

助五郎おじさんと分厚い本

圧倒的分量の本『新宝帳』

――おふたりのおじである助五郎さんについてうかがいたいのですが。

弘　助五郎さんが本を書いていたって、加奈子知ってた？

加奈子　うん知ってる。当時、「また本書いたんだって」「またおかしい本を出して、ほんと恥ずかしい」みたいな話を親が喋ってた。

――助五郎さんって、みなさんのお父さんのお兄さんですよね。

生良　それで、私の名付け親。

弘　私も名付け親です。

生良　弘もそうか。

弘　当主として長男が一族の名前をつけたんだと思う。むかしキリスト教の有名な先生に、「きみの親はクリスチャンか」って言われたんですよ。「なんでですか？」って聞いたら、

「ひろむというのは、福音をひろめるっていう意味だから」って。

――この本（『新宝帳』）分量がすごいですよね、圧倒的な。

弘　すごいですよね、溢れるのをとにかく書き止めようって感じがする。でたらめを創作したんじゃなくて、出てきちゃったものじゃないですかね。どんどん出てくるので、書かざるを得ない。

――助五郎さんは病気という扱いをされてたんですか。

弘　そうですね。「おかしい」って言われてた。騒いだりとか、大声出したりは……。

加奈子　それはなかった。

弘　静か～な人だったよね。いつもニコニコして座っていた。不思議だった。まわりはおかしい人って言うんだけど、意味がわからなかったです。

――この本の中に、「言語障害におかされて、人とまったく話ができない人間になりました」って書いてあるんですけど。

弘　へぇ、まったく知らないですね。

助五郎さんと弟さん

――助五郎さんと、弟さんは似てるのでしょうか？

弘　顔は似てるかな。弟は女の子みたいなきれいな顔してます。最初スカートを履かせたんだもんね、母親がね。

生良　いつも女の子の服着せてたよね。

弘　あれねぇ、あんまりよくなかったような気がするんだよなぁ。アイデンティティって いうか、なんか混乱しちゃうような気がする。

生良　母親は「女の子？」って言われて、「いや、じつは男の子なんですよ」「えっ？ そう なの？ かわいいね」っていう意外性を楽しんでた気がする。

加奈子　お風呂屋さんのエピソードがあるんです。スカートを履かせて銭湯に連れて行っ たらしいんですよね。髪の毛もちょっと可愛くして、スカート履かせて、銭湯を行って服 脱がしたらついいてるのでまわりがびっくりしたっていう。母はそういう話をうれしそうに 話すんですよね。

弘　やりすぎだな。自分の子どもには絶対怖くてできないですね。かわいそうだなと僕は 思うけどね。子どもの基本的人権の侵害かもしれない。いくら自分の子だからといって、 性別を変えるような格好をさせるっていうのは。本人が何か自覚してそういうものだって 表明するなら受け入れるけれども。

生良　小学校5年のとき、弟が1年生に入学したんだけど、担任の先生に弟のことで しょっちゅう呼ばれたことを覚えてる。中身は忘れたけど、弟の扱いに先生も困って私を 呼び出して。

弘　生良が呼ばれたのね、先生に。

生良　担任の先生に。対応に困ってるって。

――女の子みたいな行動するって？

生良　言うこと聞かないとか、落ち着かないとか、共調性がないみたいなことを。

弘　ウチはその傾向が絶対あると思う。私も教室のなかを走り回っていたので。いつも廊下に立たされてた。2年生くらいまでずーっと、母親からいつも「なんで立って歩くの」って言われていましたね。黙って座ってるのが苦手で。学校って、すぐわかるようなことを伸ばして説明するじゃないですか。あれが苦痛で我慢ならなくて。

――生良さんは頭の中いつも動いていると。多動という形では行動にはあんまり出なかったんですか？

生良　いわゆる多動ではなかったけど、小学校1年生のころ、とにかくクラスメイトと喧嘩していた記憶がある。二刀流のように、ほうきとはたきを持ってクラスメイトに囲まれて、いつも顔中にひっかき傷をつくっていた。今でも不思議な感じがしますね。

当時、まわりの大人から言われた言葉で覚えているのが「独立心が旺盛」でしたね。自分の世界を持っていて、自分で決めて、自分で行動するっていう傾向が強いって言われた気がする。小学校にあがる前にも、父親がつとめる中学校に行ってみたくなって、その方向に向かっていた馬車に乗せてもらったり、よくひとりで探検していた気がするね。

弘　弟（三男）は薬を飲んだら落ち着いたというけども、薬って活性を抑えるの？　たとえば、薬を飲んで落ち着いたって言ったときの〝落ち着き〟というのは、暴れなくなったことを言うのかな。

生良　言ってみれば、脳が過活動になっている状態だね。車でいうと、ガソリンが行きすぎて暴走している状態になったとき、燃料を外部からブロックするみたいな役割を果たすのが薬。

弘　助五郎さんのように、落ち着いているときにも神の啓示を聞いたり、教祖的な言動をするというのが不思議だなと思って。

生良　助五郎さんの神の言葉が降りてくる感覚、それが人間にとって重要なメッセージ性を持つっていうのは、宗教者の体験としてはよくあることかなって思うね。助五郎さんも、自分を神と人との仲介者的な存在として考えて書いてる。いわゆる統合失調症の陽性症状っていうとまとまりとか一貫性がなくなって、それこそバラバラ状態になる人もいるけど、助五郎さんは、中身が首尾一貫している感じがする。

弘　これだけの文章を手書きでそろえるって相当な持久力がいるよね。ちょっと調子悪かったらいちばん難しくなる持久力がずっと続いているのは……病気とあまり関係ないような気がするね。

広島経由スマトラ行き

生良　加奈子、助五郎おじさんと弟って、雰囲気的に似ているようなところある？

加奈子　あるかも。

弘　おじさんはあまり叫んだりとか、まわりを困らせる行為とかはないよね。

生良　助五郎さんの調子悪いときって、そもそも知らないからさ。

弘　おかしいってイメージがないね。

生良　だからふだんの雰囲気って、似てるんじゃないかなと思って。非常に落ち着いていて、人から離れて、だけど愛想はいい。いわゆる性格的に人に嫌われないけれども、独自の世界を持っているよね。

弘　この本も、とにかく湧き出るものを書き止めるしかないって感じですね。

――いろんなことを書いているんだけど、全編のトーンは同じで、ひとつのこと以外言ってないっていう。

生良　本当にひとつのことしか言ってないですね。「戦争はダメだよ、平和と和解が大事だよ」ってことだけを一貫して言っている。

最近、新聞で、戦後の戦地から帰ってきた兵士のPTSDの特集をやっていたんだけど、戦争から帰ってきた人たちがメンタルのバランスを崩したり、酒に走ったり、DVに走っちゃったりとか。そういう人たちがけっこういて、その親たちの元で育った子供たちがかかえる生きにくさもテーマになっていたんだけど、わかる気がする。当時の教師の暴力体質も、軍隊も含めて、教師自体が暴力のなかで育ったという背景があるのかも。

弘　助五郎さんは戦争に行ってたもんね。

生良　南方のスマトラ島に行っている。

――じゃあ過酷な体験をしてるんですね。

生良　青森から広島の部隊に配属されて、そして広島からスマトラに送られて。あのへんは激戦地ですよね。助五郎さんの本と出合って、あらためて当時の戦況を調べたんですけど、悲惨極まりないですね。

助五郎さんは「二年間、スマトラ、シンガポールに従軍致し、戦争というものを身をもって体験し戦争というものが如何に愚かなものであるか、そして又、如何に罪悪なものであるかを深く感じとる事が出来た」って書いているだけなんだけど、むしろ書けなかったんじゃないか。スマトラの特に南方に従軍した人たちは、一発も玉を撃たないで飢餓との戦いに明け暮れて、8割がそれで倒れていったわけです。

助五郎さんの日記には「あんたたちが壊した橋と道路だから直しなさい」って言われて、1年近く抑留されて復興作業に従事させられて。そして、鹿児島を経てようやく部隊がある広島に戻ったら、もう原爆によって焼野原になっていて、その風景に立ちすくむわけですよ。

――原爆が落ちる前に一度広島に行って、スマトラに行って、ふたたび広島に帰ってきたときには、原爆が落ちた後。そこに「何か自分がするべきことがあるんじゃないか」みたいに感じたと書いてありましたね。

生良　それが原体験なのかな。……百石町と八戸市の手前に橋がかかっているでしょ、幸運橋。今思うと、すごい名前の橋だよね。

弘　奥入瀬川の上にかかってる橋。

生良　広島から青森に帰ってきて、その幸運橋で、助五郎さんが母や祖母と涙、涙で再会して抱き合う場面が書かれてるんだけど、すごい場面だね。そんなことも知らずに、僕ら、その幸運橋の下でよく水遊びして遊んだよね。

弘　橋げたのなかに入ったりしてね。

――その橋の上で助五郎さんは母親と再会したわけですね。助五郎さんは子ども時代はどんなだったたん

ですかね。

生良　日記には、13歳で父親がもし亡くならなければそのまま学校に行けて、あと何か月かで卒業できて、自分は首席で卒業して町長さんから金一封もらえたはずだって書いてあるんですよ。

——え、弟さんと似てますね。あとちょっとで卒業できるところだった。

生良　加奈子、弟って成績優秀だった？

加奈子　私も別に成績表を見たわけじゃないんだけど、勉強はできたみたいですよ。三本木高校に入れたからね。うちの母がトップで入ったって言ったのを聞いただけなんだけど、自慢だった。

弘　絵心があって、左手で絵書いて、右手で吹き出し書いたよね。

加奈子　そうそうそう。油絵もよく描いていて。「ゲッセマネの祈り」の油絵とかはすごくよく覚えてる。

本の出版、そして回収

生良　加奈子が知っている助五郎おじさんについてちょっと教えてもらえる？

加奈子　いつも両親と一緒に、助五郎おじさんがいる「五戸屋《ごのへや》」に行ったんですよね。

弘　実家がお菓子問屋なんです。

加奈子　行くと、おばが「カッコちゃんよく来たね」って言って、その後ろから大きい体でのしのしって色白の男の人が出てきて、満面の笑みで。まるでお日様みたいな人で、それが助五郎おじさんだった。だけど言葉は発しないんですよね。

――病気で言語障害になったたって、この本に書いてありました。

弘　私も長文というか、連続した言葉を話したのを聞いたことがない。

加奈子　本当に短い言葉しかない。「食べる?」「うん」とか、「そうだ」とか、そのぐらいしか聞いたことがない。

――その人がこうやって、あふれるような文章を書く。内面ではこれだけ喋ってたんですね。

生良　助五郎さんは、昭和35(1960)年から昭和41(1966)年にかけて自分の神秘体験を「神の啓示」として日記に書いて、それを自費出版してるんですよ。十和田市内に大七書店ってあったよね。

弘　あった。

生良　中学2年生のとき大七書店で助五郎さんの書いた本が本棚に並んでいてびっくりして、それを父親に話したことがあって。もっと薄かったような気もするんですけど……おそらく父親に回収させられたんだと思いますよ。中学2年といったら、昭和44年か45年でしょ?『新宝帳』が出たのが昭和60年だから、助五郎さんの書いた本としては2冊目じゃないかと思いますね。地元の五戸地方出版っていう出版社から。

弘　どうやってその出版社と結びついたんだろう。持ち込んだのかな?

生良　直接この五戸地方出版の社長さんと電話で話したんだけど、助五郎さんが持ち込んだみたい。そのころ、五戸地方出版は学校まわりもしていて、社長さんは私の父親も知っ

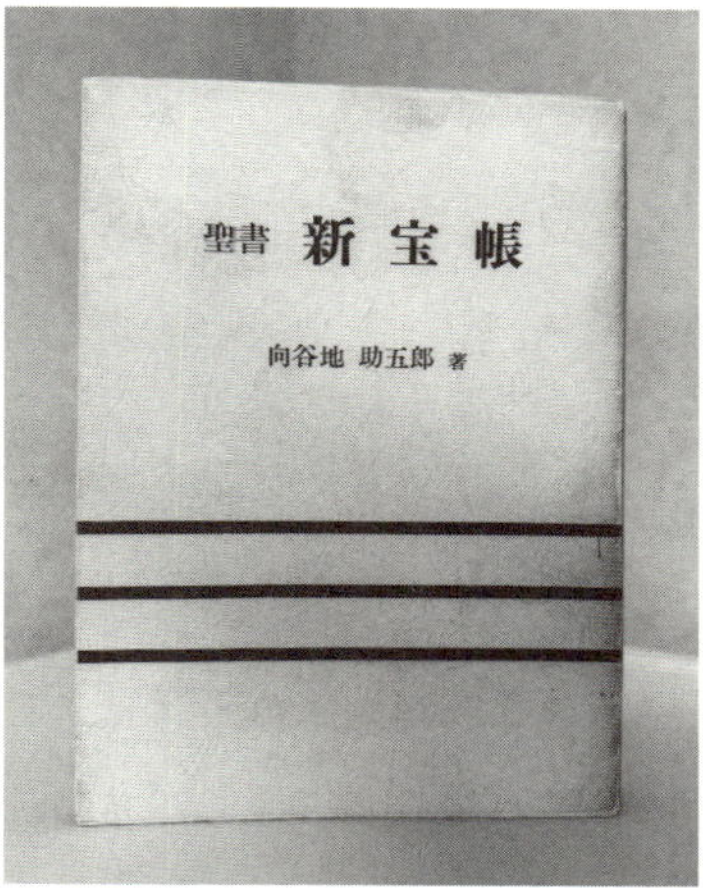

書影（「聖書」の文字が削られる前の版）

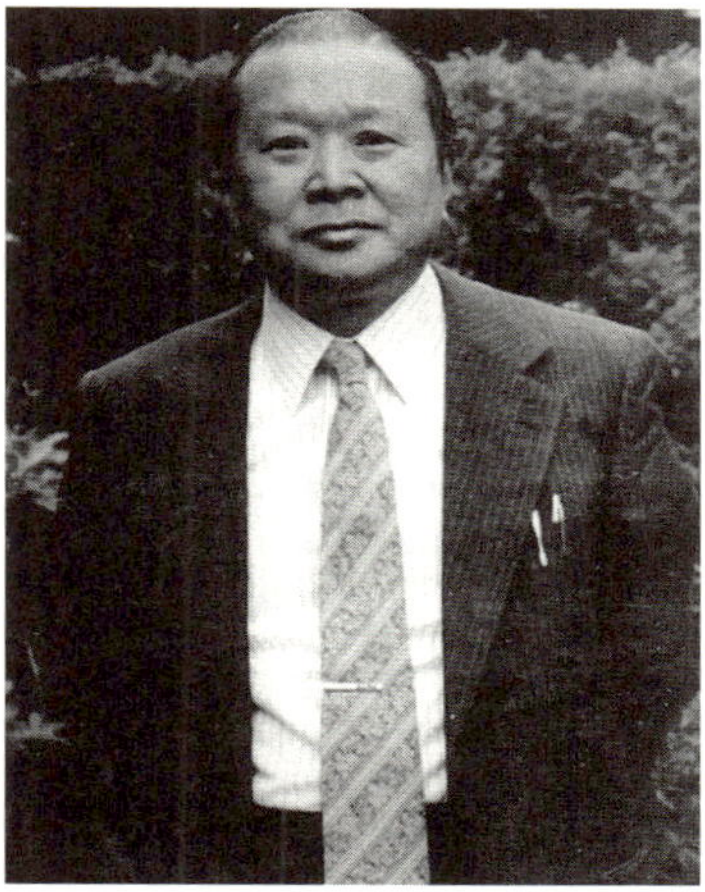

著者近影（向谷地助五郎さん）

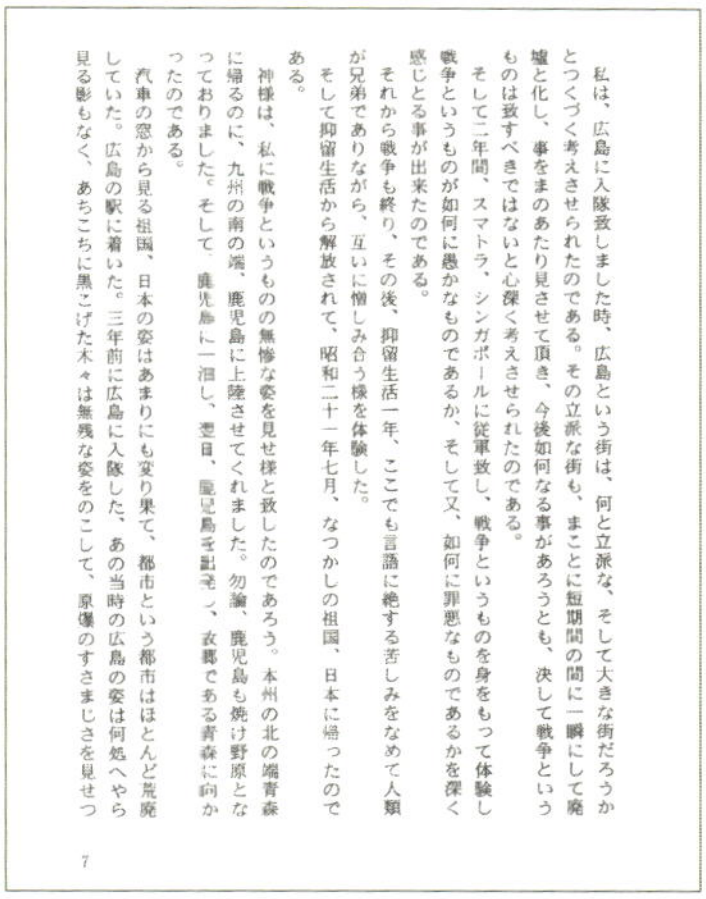

私は、広島に入隊致しました時、広島という街は、何と立派な、そして大きな街だろうかとつくづく考えさせられたのである。その立派な街も、まことに短期間の間に一瞬にして廃墟と化し、事をまのあたり見させて頂き、今後如何なる事があろうとも、決して戦争というものは致すべきではないと心深く考えさせられたのである。

そして二年間、スマトラ、シンガポールに従軍致し、戦争というものを身をもって体験し戦争というものが如何に愚かなものであるか、そして又、如何に罪悪なものであるかを深く感じとる事が出来たのである。

それから戦争も終り、その後、抑留生活一年、ここでも言語に絶する苦しみをなめて人類が兄弟でありながら、互いに憎しみ合う様を体験した。

そして抑留生活から解放されて、昭和二十一年七月、なつかしの祖国、日本に帰ったのである。

神様は、私に戦争というものの無惨な姿を見せ様と致したのであろう。本州の北の端青森に帰るのに、九州の南の端、鹿児島に上陸させてくれました。勿論、鹿児島も焼け野原となっておりました。そして、鹿児島に一泊し、翌日、鹿児島を[illegible]、故郷である青森に向かったのである。

汽車の窓から見る祖国、日本の姿はあまりにも変り果て、都市という都市はほとんど荒廃していた。広島の駅に着いた。三年前に広島に入隊した、あの当時の広島の姿は何処へやら見る影もなく、あちこちに黒こげた木々は無残な姿をのこして、原爆のすさまじさを見せつ

7

本文の一部（広島体験が記されている）

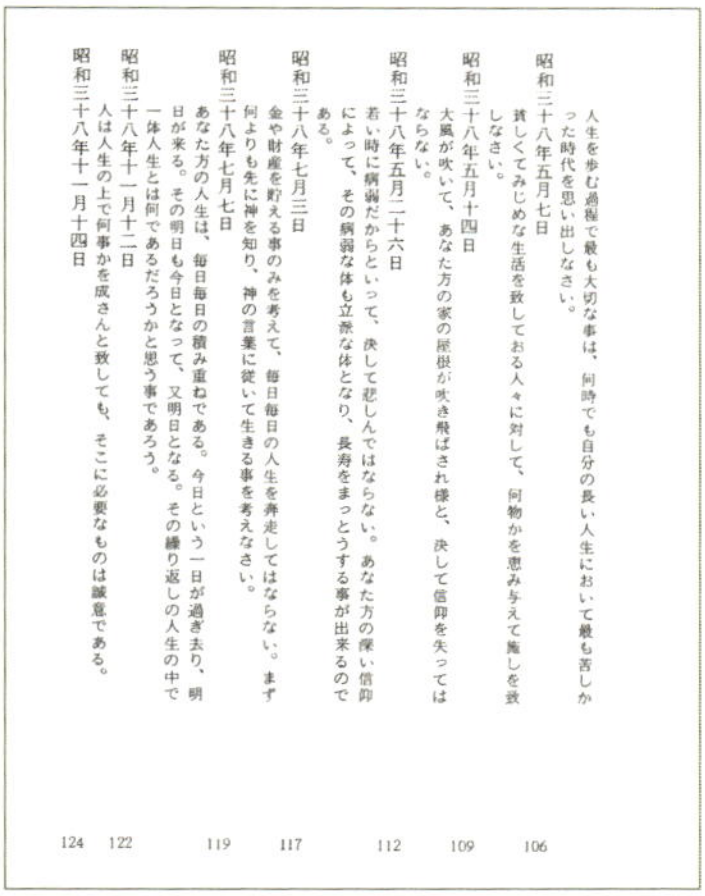

目次の一部

助五郎おじさんと『新宝帳』

ていたみたいだね。

弘　だからその人も、ちょっと感じるものがあったからこそ出版したんだよね。

生良　社長さんによると、２００部程度の自費出版で持ち込まれたらしいんだけど内容を読んだらものすごくおもしろくて、これ自費出版じゃもったいないからって、社長さんが自腹を切って３０００部刷ったって。

弘　えぇ、すごいね、初版３０００部って言ったらなかなかの勇気だね。

生良　社長さんの話では、それがウチの父親にわかって、呼び出されて「恥さらしだ」ということで全部回収させせられたらしい。

――え、回収って、買い取ったってことですか。

生良　全国に配本したやつを全部回収して、廃棄しろと。

弘　弁償しなきゃいけないよ、かかった経費は。

生良　結局、その社長さんが自腹切ったらしいよ。

弘　……父親がそれをごり押ししたってことか。

――かわいそう、五戸地方出版。

生良　「それは大変だったんじゃないですか」って言ったら、「いや、自分のところで印刷したやつだから、そんな損害はありません」って笑っていたけど。

弘　意気に感じたのかな。すごいなぁ。

――しかし、やってあげて、怒られて、自分で回収してって……。

生良　助五郎さんの本は、『聖書 新宝帳』と『新宝帳』って二つのバージョンがあるんだよね。「なんで二つのバージョンがあるんですか」って聞いたら、最初『聖書 新宝帳』で出したら、著作権の関係で聖書って言葉がダメだってことになって、もう1回刷り直した。それをまた回収したんだね。

回収できなかった本が生き返る

弘　生良が持ってるやつは原本？

生良　そう、2冊持ってる。父親が五戸地方出版の社長さんに廃棄させたんだけど、回収できなかった本が2冊あったらしくて。それとは別に社長さんは1冊保管して持っていた。たまたま私が1年前に「古本ネット」で〝向谷地〟って入れて検索したら、「新宝帳・著者向谷地助五郎」が京都の古本屋にあって引っかかってきた。「これ何だろう」と思ってよく見たらまさしく助五郎おじさんが書いた本で、すぐ京都の本屋から取り寄せたんです。

それで、本の末尾に書いてあった五戸地方出版に電話をかけたらすでに引退されている社長さんが出てくれて、いろいろ聞いたら、さっき言ったような経緯だったわけ。社長さんは、その内容に感激して多くの人に読んでもらいたいと思って自腹を切って増刷して配本したって言っていましたよ。回収、廃棄されたはずの助五郎さんの63年前に書かれた日記が、40年ぶりぐらいに偶然、日の目を見たわけですよ。

弘　一回べてるでも本を出してあげなきゃいけないね（笑）。

生良　京都で見つけた本と、社長さんが自分で持っていた本を譲ってもらって、それで2

冊あるわけ。

――じゃあ、これで世に出ているのは1冊だけになったはず。

生良　その1冊だけは、どこにあるのかわかんない。

――すごい話ですね。

生良　さっきも言ったけど、この日記で助五郎さんは、自らのスマトラと広島での戦争体験を踏まえて、一貫して平和を主張しているわけですよ。自分のテーマは「和解」だって言っている。

不思議なのは、私たちは1992年に『べてるの家の本』というタイトルの本を自費出版してるんですけど、そのときのサブタイトルが「和解の時代《とき》」。精神障害というテーマの根底には、「和解」という大きなテーマがあることに気づいて、それをサブタイトルにしたわけですよ。それが、ほとんど話したこともない助五郎さんの日記とつながったもんだから、驚いたね。ずっと引き継いでいるんだなぁと。

当事者研究も、歴史、社会、他者、自分との「和解」のための模索だよね。

5 土手の上の原体験

世間体と上昇志向

弘　うちの父さんが、『内村鑑三全集』の初版本全部持っていたこと知ってる？

生良　知ってる知ってる。あれは今でもうちにあるだろうか。書斎にあったよね。

弘　初版本だったよ、たしか。小屋に置いたりなんかしてなかったっけ。

加奈子　どこかな。私は見たことないんですよね。

弘　じゃぁ、もうないのかもしれない。

——弟さんが売っちゃったのかな（笑）。

生良　父親の精神基盤にどういうわけか内村鑑三があったりとか、このおじさんも、「神」だとか「自分の負った十字架」みたいな言葉が出てくる。そういう意味では何かキリスト教的なものがあったのかな。

弘　当時ちょっとそういうかぶれって言ったら悪いけど、流行っていたような部分がないかな。

生良　戦後、進駐軍が来てさ、アメリカのブームみたいなのがあったのかもしれない。

弘　太宰とか芥川とか、みんな一時期、内村鑑三や新渡戸稲造あたりの影響をちょっと受けたところがあって。

生良　明治になってから、海外からさまざまな知識、技術、文化が日本に入ってきたわけだけど、札幌農学校（現北海道大学）のクラークの薫陶を受けた新渡戸稲造とか内村鑑三のような人たちがキリスト教思想をベースにした人権だとか、博愛主義を広めるきっかけになった。助五郎さんとか父親も、その影響を受けていたのかもしれないね。

弘　戦後のブームみたいなのもあったのかな。そんなにね、深く読んだ形跡はなかったけどね。

──お父さんの世間体に対する実行力がすごいですね。本を回収したりとか。

弘　徹底してるね、世間体はね。

生良　私が大学進学するとき「福祉に行きたい」って言ったら、「そんなの女のやる仕事」って言われて、カチンときたことあった。

──お父さんは技術家庭の教師だったわけですよね。たとえば国語の教師のようなメインストリームじゃないですね。そこから教頭になったり校長になったり。

生良　父の実家はもともと貧しくて、この本にも書いてあるけど助五郎さんも着てるものがボロボロで、いつもばあちゃんに繕いしてもらったのを着ていたって書いてますね。ウチの父親も、豚の餌にする残飯を回収して生活の足しにしていたって話を聞いたことがある。だから、その貧しさから抜け出して、世間を見返したいっていう思いは強かったんじゃないかと思いますね。

弘　その基礎を築いたのが、おばあちゃんだよね。リアカーの行商から始めて、大きな家を建てて、問屋を始めた。おばあちゃんは相当な人だね。そのばあちゃんがあって、助五郎さんも父親もがんばれた気がする。

――幸運橋の上で助五郎さんを待ってたお母さんですね。

生良　そうですね。あのばあちゃんにやっぱり才覚あったんだよね。地域にいっぱいあった小さい小売店にお菓子とかビスケットとかね、そういう雑貨類を卸す仕事したんだよね。

弘　当時、同じ世代の子たちがとうてい食べられないようなチョコレートだとかバナナだとか、いろんなものが全部置いてあった。それをいつもただで食べられた。

生良　若い人たちをたくさん雇ってたよね。

弘　多いときは、4～5人くらいいたね。

――じゃあ、お父さんはそういうかなり貧しいところから、実直に働いてここまで来た。

生良　通信で日大を卒業して、働きながら、苦学しながら教育免許を取ったんじゃないかな。

弘　だから上昇志向がすごいよね。

生良　そういう意味では努力家だし勤勉だし。当時もうみんなそうだけど、ウチの両親の結婚も親同士が決めた時代。ウチの母親が「ちょっとおいで」って言われて行ったらそれは見合いの席。自分は学校に行きたかったのに、結婚しなさいって言われて結婚したって、いつもぶつぶつ言ってたよね。

弘　僕はそれは聞いてないけど、母親のお父さんはロシア系のクォーターで、母親はけっこう美人だったんですよね。上のお姉ちゃんも外国人みたいな顔をしていて、美人姉妹だよね。父親が母親に「夢中になってた」ってどこかで聞いたよ。

生良　でも母親としては、自分は本当はやりたいことあったって、洋裁学校に行って……。

弘　母親のほうはね。父親はもう夢中だったって。

刺さらない訓練？

――「向谷地家の一族」って朝の連ドラでやりそうですね。

弘　でも父親は、自分の父親がいなかったから、そういうファミリーのモデルがない。

生良　早くに父親を病気で亡くしたからね。

弘　だから、見習うべき相手がいなかったような気がするんですけどね、父親も。

――おふたりには、反面教師としての父がいたわけですよね。

弘　そうですね。無意識に正攻法でくる考え方には、今でも「わぁ～、これ嫌だな」って思ってちょっとずらしてしまう。

生良　学生時代にも父親が電話かけてきて、「たまには大根おろしを食べないとダメだ」って、「大根にはジアスターゼが入っていて」とかずーっと言うわけ。そういうことを食事のときも言う。ちょっとした蘊蓄《うんちく》を。

――それも精一杯の愛情なんじゃないですか。

生良　だからいちおう「そうかそうか」って聞いているふりして。晩年は、私が2003年に北海道医療大に行くことになったら、今まで父親に褒められたことがないのに「おまえ、よくがんばってるなー」とか、そういうことをね。ぽろっというようになって。

弘　そう、看板が大好きだから。

生良　でも最後になると、こだわっていた世間体とかがだんだんほどけていくような感じがしたけどね。べてるの活動に影響されて、昆布の販売にも協力してくれて、いい意味で感化されていった気がする。

弘　五戸屋の大黒柱だったおばあちゃんが亡くなったときに、父に頼んでお葬式に花を出してもらったんけど、そこに「株式会社M2デザイン代表取締役」って名前を書いたら、「あれはよかった」って。そういうの好きなんだよな。

――でも、親孝行しましたね。

弘　3〜4人しか社員がいない小っちゃな会社ですよ。でも、本当に世間ウケがいいのは好きですよね。

生良　そのお葬式で父親が目を真っ赤にしているのを見て、きっといつか自分もこのときが来るんだって気持ちになったな。だからこの場面を目に焼きつけておこうって。やはり戦争を潜り抜けてきた親といろいろなことがあっても、大事にしなきゃならないものがあった気がして、大変だったことがあまり心に刺さらなくなった気がする。でも、加奈子は刺さったほうか。

弘　だいぶ実害があったもんね。

――向谷地さんは職業上、無茶苦茶な家庭にたくさん遭遇するわけですが、それが「刺さらない」訓練になったということはありますか。

生良　そうですね。いわゆる〝刺さる〟というのは、他者の問題を「自分の持ち物」であるかのように錯覚して内側にかかえてしまう状態だと思うんですね。その意味では、ちゃんと仕分けをして、「他者の持ち物」は、大切な持ち物として他者にちゃんと返すか、せめて別な場所で一時預かりとする。もうひとつは、哲学的なテーマというか、社会的なテーマとして扱うことで、刺さらない気がする。

それと、内在化することのリスクみたいなものを、どこか体で覚えているんですよね。たとえば「自分はどうしてこうなんだろう」とか、「なんで自分ばっかり」とかという形で取り込むというのは、「かなり体に悪いぞ、危険だぞ」という感覚はある。

これは体質的なものなのかな。私は統合失調症感覚って言っているんだけど、そういう敏感なアンテナみたいなものがあって、それが自動的に「中に入れたら危ない」ということを教えてくれる。そういう意味で、距離感を持たせてくれているわけです。

――弟さんはそれを取り込んじゃったという言い方はできます？

生良　やっぱり弟はダイレクトに取り込んだんだろうね。

「戦い」への嫌悪感が一貫してあった

生良　あらためて思うのはね、何度も言うけど、自分はやはり親の戦争体験を聞いて育ったというのがすごく影響している気がするんですよ。父親は横須賀かどこかの部隊に配属された通信兵で外地に行かなかったんですけど、とにかく軍隊では殴られる毎日だったわけだし。母親からは弘前での空襲の体験だとかね。そういうことを聞かされたんですよ。

弘　僕はまったく聞いてないな。たまたまなのか、もういなかったのか。

生良　私が自分から聞いたのかもしれないね。私たちはまさに高度成長の申し子なんだけど、一方で受験戦争っていわれた時代。だから本物の戦争が終わったはずなのに、戦争を継続しているわけでしょ。今思うと中学も高校も入学は「入隊」と同じ。世界を見たらベトナム戦争だし、内を見ても若者たちは大学紛争で戦っている。そして中学に入ったら突然丸坊主にさせられて、詰襟の学生服を着せられて、女子生徒はみんなセーラー服を着せられて。これ考えたら軍服でしょ。

弘　あれ、軍国主義の名残だよねぇ。

生良　それに対して、今だからわかるんだけど、自分のなかに当時は説明のつかない拒絶感があった気がする。前にも言ったけど、高校に入って1日目のオリエンテーションを聞いた後、何かわからない不思議なざわつきが身体からわき上がる感じがしたんだよね。「この大人たちや社会の期待に応えていったら大変なことになるぞ」という感覚。それで、高校に入学した1日目で自分は「勉強はやめよう」と本気で思ったわけ。人一倍、知識欲があって、好奇心も旺盛なつもりの自分が「勉強やめよう」と思って。

赤点ラインの30点だけクリアして、修学旅行もキャンセルして、残りのエネルギーを部活（羽根球部）と教会の高校生会活動に費やした。同級生が受験勉強にまい進するなかで一人、卒業式の前日まで部活をやって。

これは、今思うと自分なりの「反抗」であり「抵抗」だったと思う。通っていたプロテスタントの教会も「プロテスト＝抵抗」だから、その点では一致していた気がする。だから私には、「戦い」に対する嫌悪感が一貫してあったんじゃないかなって思う。

弘　そういう意味では、僕は父親と母親から基本的にそういう影響は引き継いでないなぁ。高校が終わって、「すいません。お先に失礼します」って感じだったので。

――2歳違うだけで、だいぶ違いますね。上と下ということかもしれない。

弘　高校のときは両親とほとんど没交渉っていうか、交流がほとんどないですからね。ご飯もそれぞれ時間帯が違って、個食に近かったんじゃないんですかね。

生良　私は同級生と教会に入り浸っていた時期だから。

弘　僕にはそういう仲間は誰もいなかったので。教会に行きながら、こっちでタバコを吸いながら、とかいろいろやってた（笑）。とにかくここからおさらばしたい気持ちだけがあった。

――親からもだし、青森という場所からも？

弘　そうですね、もうこの価値観というか、とにかくここにいたら何もできない。何をするかもわかんないですけど、とにかくほとんど家出みたいにして東京に来たんですよね。

解決しないでやり過ごす人

――加奈子さん、三男の弟さんはどんな性格の方なんですか。

加奈子　ちょっと癖みたいなのがありますね。生きていると問題は必ず起こるんですけど、問題が起こって「どうしよう」ってなったときに、そばに誰もいなければ、それを見て見ぬふりをする癖があって。何か家のなかで大変なことがあったときに、解決するために動くのではなく、解決しないで見ないふりをすることで心の平安を保つみたいなところはあります。

弘　具体的には？　たとえば屋根が飛んだとかいう話？

加奈子　水道を凍結させたとき、どうしようって電話がかかってきたことはあるんですけど。「こうしたら？」って言えばその通りにするんですけど、それからさらに問題が起こっても見ないふりするから相談してくれないんですよね。

いろいろ言えば言い尽くせないんですけど、とにかく自分でなんとかしようとか、ひとりでなんとか解決しようではなく、見て見ぬふりをして、私たちのほうが後でびっくりみたいなことはよくあります。

――問題をないことにしてやり過ごす。

加奈子　やり過ごす。解決はしてない。

——生良さんもそうじゃないですか（笑）。生良さんって、問題を正面から解決するというより、そのうちに問題がなくなってるみたいな。加奈子さんがどう思われますか。

加奈子　なんて言ったらいいのかわかんないんですけど、まわりがけっこう慌てて、あれこれ考えてる印象はありますよね。

本人は考えてるかもしれないんですけど、とりあえず笑って「ふぅ〜ん」みたいな感じですかね。まわりは結構「もうっ！」みたいな感じで、あれこれ気をもんだり動いたりしてる印象はあります。違ってたら、ごめんなさい。

弘　それ、生良の話？

加奈子　そうです。

生良　（笑）

いつも土手から眺めてる

弘　生良は飛行機に乗る時間を忘れたりとか、いっぱいエピソードがあるじゃないですか。忘れていて飛行機に間に合わない。印象的だったのは、東京へ一緒に飛行機に乗っていくはずが、千歳に来なかった。スタッフの人が「向谷地さん、今どこにいますか」って空港で電話したら、まだ浦河にいるって（笑）。それがもう日常で。

——私は、運転してる車の中から「もうすぐ着きますから」って新千歳空港に電話してるのを聞いたことあります。「そんなのアリなんだ！」ってびっくりした。

弘　そういうエピソードはいっぱい持ってますよね。
生良　自分事なんだけど、どこか距離感があってさ。
――弘さんと土手の上から家の中を眺めていたってのと近いですかね。
生良　観察をしている、眺めている感じ。
弘　今つながった気がする。自分が忘れて空港に行くの忘れた、当事者はみんな慌てるじゃないですか。でも「忘れたなぁ」って見ている感じはあるんでしょうね、きっと。
生良　でも、うちの親たちがケンカして、母親が刃物振り回して、父親が「まあまあ落ち着け」なんて言ってるときに、小学校のときに布団かぶって泣いていた記憶もあるね。
弘　それで外に連れ出そうと思ったんですよね。使命感みたいなのがあって、始まったら外へ出して、土手の上から見てた。
――自分事として受けてたときもあったんですね。だけどお兄ちゃんが連れ出してくれて。
弘　ＰＴＳＤとか、そういうの、別に自覚してないでしょ？
生良　全然。むしろ、どこか親に対する、大事にしなきゃなって。そういうのがあるよね。やっぱり、苦労をしてきた親をかわいそうだなっていう感じ。
弘　僕はそういうのはまったくなくて、このふたりから弟たちを守ろうみたいなところがあったので。それで結局、土手の上から離れて見てたんだね。
――生良さんへのこれまでのインタビューで、「人と問題を分ける」とか、「トラウマにならないのはどうしてか」とか聞いてきましたが、大もとには「土手の上から眺めていた」という体験があったのかもしれませんね。

生良　今思えばね。結局、中1のときに先生からぶん殴られてから、人生を研究しはじめたんだと思いますね。

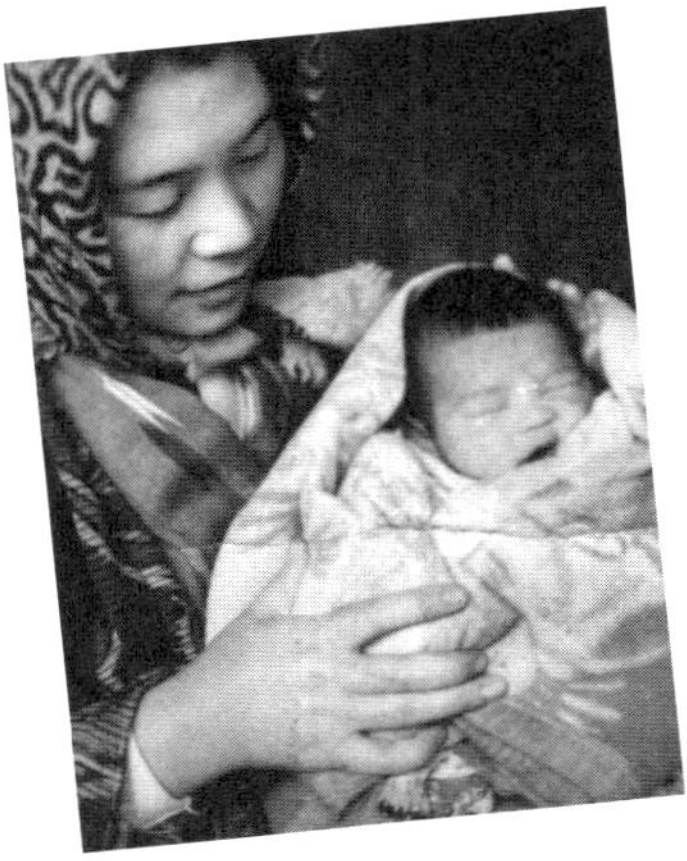

生後まもなく、母に抱かれて

IV 特別寄稿

〈知〉はいかにして〈真実〉の地位に就くのか?

当事者研究の奇蹟

大澤真幸

大澤真幸（おおさわ・まさち）

社会学者。『ナショナリズムの由来』（講談社）で毎日出版文化賞、『自由という牢獄』（岩波書店）で河合隼雄学芸賞を受賞。個人思想誌『THINKING「O」』主宰。『〈世界史〉の哲学』（講談社）が、「古代編」「中世篇」「東洋篇」「イスラーム篇」「近世篇」「近代編1」「近代編2」「現代篇1」と継続中。ほかに『〈自由〉の条件』、『ふしぎなキリスト教』（共著）、『コミュニケーション』、『社会学史』、『経済の起原』、『資本主義の〈その先〉へ』、『私の先生』、『我々の死者と未来の他者』、『メディア論集成』など多数。

1 病気が出る治療法?

「統合失調症きらわれモード型・声ヘリウムタイプ」

私が当事者研究の実践を初めて直接に見たのは、2011年11月2日であった。当事者研究について文献では読んで知っていたし、話も聞いたことがあった。だが直接、現場を見たのは、このときが初めてだ。

私はその日、医学書院の編集者の白石正明さんに導かれ、北海道の浦河《うらかわ》べてるの家を訪問した。私たちが到着したのは、ちょうどお昼だった。午後さっそく、「ニューベてる」と呼ばれている建物のなかの会議室で行われた、当事者研究の場に立ち合わせていただいた。

そのときの研究の対象になった——そして研究の主体のひとりでもある——「当事者」は、森紀子《のりこ》さん。森さんの病名は、「統合失調症きらわれモード型・声ヘリウムタイプ」である。後でその意義について考えるが、当事者研究では、患者は自分で自分の病気を名付ける。「統合失調症きらわれモード型……」は、森さんの「自己病名」であり、森さんにだけ当てはまる固有名のようなものだ。

森さんはその年の8月26日に行われた「べてるまつり」の司会をつとめた。その司会の仕事を始める直前に、「幻聴さん」が聞こえてきて、森さんは泣き叫んだのだそうだ。これはたいへんだ！　が、結局、司会をじょうずにこなすことができた。どうしてうまくいったのか。その経緯について、森さん自身を含むおよそ20人で話し合いがなされた。口々に、こうだったのではないか、ああだったのではないかと意見が出てきて、まさに議論百出の様相だった。

黒板の図解をまじえた、そこでの議論を通じて、だんだんとそのときに何が起きたのかがわかってきた。森さんの症状は、幻聴さんが周囲の他者たちの喉にとり憑き、その他者の声が「いじめ声」に転換する、というものらしい。はげましの声などポジティヴな声、自分を応援したり支えたりしてくれる声は、バリアに阻まれて、森さんの耳に入ってこない、という。

べてるまつりの始まる前も、この状態がひどく昂じていて、森さんは泣き叫んだ。が、まつりがまさに始まろうとしているその瞬間に、奇蹟が起きた。５００人の――おそらく会場に集まっていた人たちの人数であろう――幻聴さんの「好きだよ！」という声がやってきたのだ。おかげで森さんは立ち直り、司会をこなすことができた。

べてるの家には、毎日、国内外からたくさんの見学者が訪れる。このとき私もそのひとりだったわけだが、私の隣で見学していたNさんは、この場の生み出す雰囲気に強いシンパシーを覚えたのか、涙を流していた。Nさんも統合失調症を患っているという。

「べてるに来れば病気が出る」？

べてるの家は、北海道の浦河町にある、統合失調症等の精神障害者たちの活動拠点である。医学書院の「ケアをひらく」シリーズの読者ならば、べてるの家を知らない者はいないだろう。それらの人々は皆、べてるの家では２００１年以降、「当事者研究」と名付けられた取り組みがなされてきたことも、知っているはずだ。

当事者研究をどう定義したらよいだろうか。ここで「当事者」というのは、統合失調症等の精神障害をかかえた人、精神疾患に苦しんでいる人のことだ。当事者研究は、とりあえずは、当事者が当事者を、つまり自分自身の精神障害を研究することだと言うことができる。この場合、「研究」とは何なのか、何をすることなのか。これについては後述する。

まずは、何のための研究なのか。研究したらどうなるのか。当事者研究はもちろん治療のための技術の一種である……と、暫定的には言うことができるのだが、これは、ミスリーディングな表現である。当事者研究は「治療」という語で通常思い描かれているものとは、まったく違う。患者の症状は、必ずしも消えない。べてるではいくつも、ウィットの効いた逆説的な標語が生まれてきたのだが、そのひとつに、「べてるに来れば病気が出る」という命題があるくらいだ。

では、どうして当事者研究を行う必要があるのか。普通の医療的な意味で「治る」わけではないが、しばしば、ある種の効果が、劇的とも言える効果が出るのだ。治ってはいないが、ある意味での「問題の解決」がもたらされるのである。いや、病いを、「問題」に、つまり「問い」に喩《たと》えるならば、当事者研究は、「正解」「正しい答え」によって問題を解消しているのではなく、**問題自体を「正しい問題」に、「正しく問うこと」に置き換えている**……と私には思える。だから、当事者研究によって、いわば（正しく）病気が出る、のである。いずれにせよ、薬をはじめとするいかなる治療法によっても根本的には解決しなかった病が、しばしば、当事者研究によって、独特の意味で、克服されてしまうのだ。それは、驚異的だというほかない。

このような効果がどうして得られるのか。私の考えでは、それは、当事者研究において、〈知〉と〈真実〉が合致していることに由来する効果である。**当事者研究では〈知〉が〈真実〉としての地位をもつ**、と言ってもよい。

一般に〈事実として知られること〉と〈真実〉は合致しない。このように主張すると、「そんなことはない。たとえば科学的な探究は真実を知ることではないか。科学的知は真実ではないか」と反論されるだろう。だが、後で詳しく説明するが、科学であれ何であれ、われわれが言語（あるいは記号）を通じて知ることは、必然的に、〈真実〉から乖離する。ところが、当事者研究によって得られた〈知〉は、まさにその当事者にとって〈真実〉としての地位に就いている。どうしてなのか。言語というものの基本的な法則が、当事者研究においては破られているように見えるのだ。なぜ当事者研究においては、そんなことが可能だったのか。

私は、この謎に迫ってみたい。本書に収録された白石正明さんによる向谷地生良さんへのインタビュー、そして私自身が行った向谷地さんへのインタビューを主たる材料にして、この疑問に挑戦してみよう。とはいえ、これだけの言い方では、読者には、ここに提起した疑問の意味もよくわからないだろう。そもそも、あなたの言う〈真実〉とは何か。

疑問の意味を説明するためにも、まずは、当事者研究とは何か、一部の読者にとっては言わずもがななことを確認することから始めなくてはならない。

2 当事者研究

「研究」

当事者研究は、べてるの家で、いわば自然発生した。この技法の誕生の瞬間について、向谷地生良さんは、次のように語っている［★1］。

始まりは、2001年2月のことだったという。べてるに、河崎寛という統合失調症の患者がいた。彼は、頻繁に爆発した。べてるでは、「爆発」という語は、突発的に逆上し、さまざまな無分別な行動をとることを指している。河崎の場合には、爆発は、次のような行動である。親に対して、「入院先に寿司を差し入れろ」というような無理難題の要求を出し、これが断られたときには、腹いせに暴れ回り、たとえば病院の電話を壊したりする……。

爆発が止まらない河崎に、向谷地さんはこうもちかけたという。「一緒に〝河崎寛〟とのつきあい方と〝爆発〟の研究をしないか」と。「『やりたいです！』と言った彼の目の輝きが今も忘れられない」と向谷地さんは記している。こうして、「当事者研究」という概念が創造された。

しかし、それにしても、いったい何がこれほど河崎を惹きつけたのだろうか。向谷地さんは、「研究」という語に鍵があったと見ている。

「研究」という言葉の何が彼の絶望的な思いを奮い立たせ、今日までの一連の研究活動を成り立たせてきたのだろう。その問いを別のメンバーにすると、「自分を見つめるとか、反省するとか言うよりも、『研究』と言うとなにかワクワクする感じがする。冒険心がくすぐられる」と答えてくれた。

どうして、「内省」とか「反省」とか、あるいは「自分を見つめる」とかではだめなのか。たぶん、「自己観察」でもだめだっただろう。「研究（反省・内省とかではなく）」「当事者研究（自己研究、自分研究、自己観察などではなく）」でなくてはいけなかったはずだ。「（当事者）研究」という語に暗示されている態度が、決定的だったのだろう。しかし、どのような意味で？

ともあれ、河崎寛に対する向谷地さんのこうした提案から、当事者研究は始まった。試行錯誤の末、今日では、当事者研究は、一連の手順を踏んだ、ひとつのプログラムとして確立している。

当事者研究のプログラム

当事者研究とはどのような活動なのか。向谷地さん自身が書いていることであり、また多くの読者はすでに知っていることではあろうが、後の議論の展開のために必要なので、ここでその手順をまとめておこう。当事者研究は、基本的には、次のような五つのステップを踏むプログラムである。

第1段階は、**問題と人との切り離しの作業**。すなわち、問題そのものと、その人のその人たる所以（その人のアイデンティティ）とは別である、という認識を確立すること。「研究」という態度が可能であるためには、認識する主体（当事者）と対象（問題）とのあいだに距離がなくてはならない。この第1段階の作業は、この距離を導入する。あるいは、次のようにも言える。これは、当事者と問題の関係を、「である」から「もつ」へと転換することだ、と。たとえば爆発を繰り返すAさんという患者がいるとして、「Aさんは爆発を繰り返す人である」から「Aさんは爆発を繰り返すという苦労をもっている」へと転換される。こうして「問題」は、原理的には当事者が着脱可能な対象となる。

この第1段階の作業に関して、留意すべき重要なことがある。問題と人とを切り離す認識は、当事者のみならず、周囲の「関係者」にも共有されなくてはならない。すぐ後で述べるように、「関係者」もともに当事者研究に参加する。

第2段階で、**自己病名を付ける**。当事者は、自分の病気に自分で名前を付ける。第1段階で自分自身から切り離した「それ（問題）」に名前を与えていることになる。自分の病気の命名は、当事者研究に固有のとりわけ特徴的な手続きである。当事者は、「統合失調症」とか「双極性障害」などといった医学的な病名をそのまま採用するのではなく、自分の症状や苦労に見合った、自分でしっくりと感じられる「病名」を案出する。冒頭で紹介した森紀子さんの「統合失調症きらわれモード型・声ヘリウムタイプ」は、彼女の自己病名である。

このケースもそうだが、自己病名で最も多いパターンは、「統合失調症〝週末金欠型〟」のように、医学的な一般の病名の後に、「XX型」というそれぞれの人の症状や苦しさの個性を特定するような「セカンドネーム」を付けるタイプである。自己病名は、その人のためだけの病名であり、その意味では固有名に近い。

患者が、自分で自分の病気に、自分自身が創出した名前を与える。他の治療法では見られないことだ。どうして、自己病名を与える必要があるのか。この点に関しては後に考察しよう。向谷地さん自身は、こう言っている。自分で自分の症状に名前を与えることで、「苦労を自分のものにする」ことができるのだ、と。第1段階の「切り離しの作業」のことをも考慮に入れると、興味深い。命名による固有化に先立って、「問題」は、「私」から疎隔化されていたことになるからだ。「自分のもの」にするためには、いったん、「自分に本質的には属していない」ということを認める必要があったかのようだ。

第3段階は、**苦労のパターンやプロセス・構造の解明**。症状の出方、引き起こされる行為、苦しい状態への陥り方には規則性があって、同じ構造が繰り返される。そうした規則性や構造を解明するのが、この段階である。この段階こそ、当事者研究の本態である。

このステップに関してきわめて重要なこと、ほとんど死活的と言ってよいほど決定的なことは、問題をかかえる当事者が一人で内省したり、沈思黙考したりするわけではなく、**研究は、仲間と共にする話し合いの形態をとる**ということである。「仲間」とは、「当事者」とともに過ごしてきて、彼または彼女のことをよく知る者たちである。したがって、仲間とは、具体的には医師やソーシャルワーカー、そして何よりも、それぞれに難しい問題をかかえている他の「当事者」たちである。

べてるの家では、そこで過ごしているすべての人、スタッフを含む全メンバーが、この話し合いに参加する。この話し合いは、自由な意見が次々と飛び出す、まさにワイワイガヤガヤとした談論風発の会議となる。苦しい問題について語っているのだが、この会議自体は楽しそうである。

解明の結果は一般に、さまざまな仕方で具体的に視覚化される。フローチャートのように図式化されたり、あるいはイラストで描かれたりする。ときには、自分たち自身の身体を使ったロールプレイングが、視覚化の手段として選ばれることもある。このとき、症状や妄想もまた擬人化され、その視覚図式の一部に組み込まれる。

こうしたことを通じて、当事者の身体の上で生起している「問題」が、潜在的にどのような可能性をもっているか、その問題の症状は、どんな（無意識の）目的をもっているのかが明らかになり、その認識が仲間全員に共有される。冒頭に記した、私が見学したのは、当事者研究のこの第3段階にあたる。あるいは、次の第4段階への移行を視野に入れた第3段階だったと言ったらより正確かもしれない。

第4段階では、**自分の助け方や守り方の具体的な方法を考え、場面をつくって練習する。**

このステップは、実践への接続になる手順である。第3段階までの研究を通じて明らかになったことをもとにして、出てきてしまう症状への、あるいは起きてくる苦労への自己対処の方法を具体的に考え、それを練習する。

このステップでは、第3段階とは逆のことが重視される。第3段階では、仲間とともに話し合うことが肝心だったが、今度は、自分を助ける主体は当事者自身である、ということが強調されるのだ。医師のような専門家や、あるいは仲間たちが助けられるわけではない。自分を助ける主役は自分自身である。医師を含む周囲の人々は、当事者が自分で自分自身を助けるという劇のなかで、側面的な脇役を務める。

最終の第5段階は、**結果の検証**である。

第4段階までに獲得された「知」を研究ノートに記録し、それを実践する。その結果を検証し、「良かったところ」と「さらに良くする点」を確認し、仲間とその知を共有し、次の研究と実践へとつなげていく。研究の成果として生まれた新しいアイデア、ユニークなアイデアは、データベースとして保存する。そのデータベースを、べてるの家では「べてるスキルバンク」と呼んでいる。そのデータベースに登録されたことは、すべての「当事者」、すべての仲間に公開される。

「自分自身で、共に」

以上の五段階が、当事者研究の基本的な流れである。あらためて、最も重要なポイントを確認しておこう。「当事者研究」は、単独の当事者の孤独な探究ではない。それは、**他の「当事者」たちと**

もになされる、共同の作業である。当事者研究それ自体が、問題をかかえる当事者と、他者たち（他の当事者たち）との関係を構築する過程となっている。

その過程が、すでに問題の克服の一部なのではあるまいか。当事者研究によって得られた知見にもとづく実践（だけ）が、「正解」なのではない。そうではなく、「正解」を、よりよい対処法を探す当事者研究という過程が、それ自体ですでに〈正解〉（の一部）である。つまり、当事者研究によって、問題や症状に対応するための知見が得られる、というだけではなく、当事者研究がそれ自体すでに問題の克服なのだ。

当事者研究は、当事者が自ら主役になって自らを救うことを目指す、自己へと収斂《しゅうれん》していくベクトルと、他者たちを巻き込む共同性を指向するベクトルとの両方を含んでいる。それゆえ、奇妙なキャッチフレーズが当事者研究のスタイルを要約している。「**自分自身で、共に**」。

3 〈知〉が〈真実〉として機能する

〈真実〉とは何か

当事者研究によって見出された〈知〉は、当事者たちにとって〈真実〉として機能している。私のこの主張が何を意味しているのか、説明しよう。当事者研究によって見出された知は、もちろん科学的な意味では「真」ではない。そこでは、たとえば幻覚や妄想も実在するものと見なされている。「幻聴さん」は、頻繁に出てくるポピュラーな登場人物だ。

ここで私が言う〈真実〉は、事実や実在との合致によって定義されるものではなく、**主体的なコミットメントによって定義される**。〈真実〉という語のこのような使い方は、とりたてて目新しいものではない。哲学の伝統のなかではごく普通であろう（キェルケゴールにせよ、ハイデガーにせよ……）。当事者が自ら引き受けることができる〈知〉、それに対して主体的にかかわることができる〈知〉、これが〈真実〉である。当事者研究においては、〈知〉が〈真実〉のポジションにある、というのはこのような意味である。

当事者研究に劇的な効果があるのは、〈知〉が（当事者にとって）**〈真実〉でもあるからだ**。当事者研究が見出してきた発見は、〈知〉としても機能すれば、〈真実〉としても機能する。それは、当事者にとって確かに実在の正確な記述であり、しかも主体的に引き受けられることでもある。

一般には、医者は、精神病の患者が訴える幻覚や妄想——つまり事実的に真ではない観念や表象——を追認すべきではない、とされてきた。幻覚や妄想を他人が追認すると、患者の幻覚や妄想が強化されると言われてきたのだ。しかし当事者研究の場合はまったく逆に、当事者である患者にとってそれらがリアルであるならば、むしろそれらを〈真実〉として承認する。だが、そうすると、幻覚妄想が固着し、消えなくなってしまうのではないか。そのような心配が出されるだろう。しかし必ずしもそうではないところが、ふしぎなところである。

まず、幻覚や妄想に関して、それらは実在しない、客観的な事実とは合致しない、などということをいくら患者に説いたところで、たとえば「科学的」に証明したところで、幻覚妄想は消えない——かえって強化され、患者にとってのそれらのリアリティはますます大きくなるくらいだ。

向谷地さんが当事者研究でそうしているように、幻覚や妄想を患者の訴えるがままの実在として受け取ったときのほうが逆に、患者がそれらから——さまざまな意味で——解放される可能性は高まる。幻覚妄想が出現する頻度が小さくなったり、「私にリアルに見えたり、聞こえたりするあれ」が私にだけ現れている幻覚なのかもしれないという自覚が出たりするのである。

たとえば、宮西勝子さん（統合失調症）は、子どものときから世界中の事件・事故は自分のせいだと言い、自分を責め、自分自身を強烈に殴る発作を頻繁に起こしてきた。向谷地さんは、彼女の当事者研究のとき、べてるまつり（幻覚&妄想大会）でそれを思いきって発表したらどう、と提案した。そこで彼女は、およそ600人の聴衆の前で「前科一億犯」という話を発表すると、会場から大きな拍手をもらった。楽屋に戻ってきた彼女に、向谷地さんが「おもしろい！　結構受けてたね」と話しかけたとき、彼女は向谷地さんに何と応答したか。

「向谷地さん、私、病気かな」

それまで自分は絶対に病気ではないと言い張っていたにもかかわらず、である。幻覚&妄想大会は、大規模なイベントになった当事者研究のようなものだ。世界中の事故や事件は自分の責任であるというのは、宮西さんにとっての〈真実〉で、それが〈真実〉として承認され、ひとつの〈知〉となったとき、逆に、相対化されたのだ。

当事者研究で幻覚や妄想をそのまま額面通り受け取ることの、当事者である患者に対する（逆説的な）効果としては、さらに次のようなケースもある。それまで患者に対して害悪をもたらし、患者の苦労の原因だった幻覚や妄想が、害悪のレベルを下げ、ときに患者を援助する側にまわることさえある。私が見学した森さんのケースはその典型であろう。もともと「いじめ声」だった幻聴さんが、「好きだよ！」の大合唱に転換したのだ。

人間の言語をめぐる謎

当事者研究を通じて、さまざまな苦労や症状の出現パターンや経過の規則性についての知識が獲得される。あるいは、それらの苦労への対処法についてのノウハウが蓄積されていく。それらの〈知〉が〈真実〉としての資格を得ている。ここで私が問いたいこと、それは、当事者研究において、〈知〉

が〈真実〉として働くのはどうしてなのか、両者が合致するのはなぜなのか、ということだ。

この疑問を解いたとしても、おそらく当事者研究そのものにとってはとりたてて役立つ知見が得られることはないだろう。この疑問に挑戦することで探究されることは、人間の言語についての謎である。われわれは言語を通じて世界について知る。〈知〉が、言語――あるいはより広く記号――という形式をとるということは、それが、本来的に、「他者へと伝える」というモード、コミュニケーションのモードのなかにある、ということを含意している。

どうして、当事者研究においては、〈知〉が〈真実〉の位置に就くことができるのか。繰り返せば、このように問うことは、人間の言語の成り立ちについての謎に迫ることでもある。なぜかと言えば、**〈知〉と〈真実〉は一般には合致しない**からである。〈知〉は〈真実〉から乖離する。そのことは、〈知〉が言語の形式をとることの必然であるようにも思える。それなのに、当事者研究では、その乖離が生じない――少なくとも最小に抑えられている。どうしてなのか？

と、このような問いに内在するためには、しかしその前に、人間の言語において、〈知〉と〈真実〉のあいだに一般にギャップが孕《はら》まれるということ、このことが何を意味しているのか十分に理解しておかなくてはならない。当事者研究やべてるからいったん離れて、言語やコミュニケーションに関して一通りのことを確認しておこう。

4 〈知〉と〈真実〉の必然的不一致

ラカンによる「シニフィアンの定義」

そのためにまず、精神分析のジャック・ラカンによる「シニフィアン」の定義を参照することから始めよう。「シニフィアン signifiant」は、フランス語の「意味するもの」を意味する単語――英語ならば"signifier"――だが、「言葉」のことだと考えてほぼ問題はない。シニフィアンは、次のように定義される［★2］。

シニフィアンとは、主体を他のシニフィアンに対して表示するものである。

あらかさまに循環的な定義で――「シニフィアン」を定義する文のなかにこの同じ語を使ってしまっている――、不完全なものだが、この定義のなかに、シニフィアン（言葉）の働き方の重要な側面が含意されている。この定義の内容は決して難しくない。解説しよう。

まず、ラカンによれば、どんなシニフィアン（言葉）も直接的または間接的に、「（それを）語っている主体」を代理し、表象している。「私は～である」と語っている場合は直接的に、そうでなくてもそのように語っている者としての「私」が間接的に、シニフィアン（言葉）によって表示されているのだ。

この定義で最も特徴的なのは、「**他のシニフィアンに対して**」という部分である。「誰かに対して」ではなく、「他のシニフィアンに対して」ということがポイントだ。「他のシニフィアン」を、単一のシニフィアンではなく、シニフィアンの連鎖、シニフィアンの体系的な集合として考えたほうがわかりやすい。シニフィアン（言葉）によって意味されていることは、知なので、「他のシニフィアン」とは、結局、**知の集合**、**知の連なり**のことだ。

具体例で説明しよう。たとえば「あなたは統合失調症です」と言明されたとする。「統合失調症」というシニフィアンは、他のシニフィアン（によって意味されている知）の体系、たとえば「鬱病／双極性障害／……／解離性障害／……／発達障害／……」等の精神疾患の分類体系――シニフィアンの連鎖――に結びつけられることで初めて、何ごとかを表示したことになる。またこの言明は、仮に誰も聞いたり、読んだりしなかったとしても、他のシニフィアンのほうに送られ、それらに接続されれば、何ごとかを表示し、意味したことになる。シニフィアンは――誰かに対してではなく――他のシニフィアンに対して（主体を）表示する、とされているのは、このためである。

〈知〉と〈真実〉の必然的な不一致

〈知〉と〈真実〉のあいだには、不可避に乖離が孕まれる。このことを説明しなくてはならないのだった。これは、じつは、誰もが日常的に体験しているごくシンプルなことに関連している。誰かに何かを言われたとき、その言明の文字通りの意味はかんたんに理解できるのだが、こんなふうに思うことはないだろうか。「あの人は、なぜあんなことを言ったのだろうか？」

このとき、あなたは、〈知〉と〈真実〉のギャップという問題にぶつかっている。

順を追って説明しよう。今紹介したラカンのシニフィアン（言葉）の定義に示唆されているように、誰かが何かの言明を発するとき、その言明は、〈知〉のフィールドへと差し向けられている。しかし、この言明を聞いた者は、その言明の内容を理解したとしても、いや理解すればなおのこと、ひとつの問いに直面する。「あなたは――そのように言うことによって――ほんとうは何を言いたいのか？」。言われたことを文字通り、そのまま受け取ることはできない。言われたことに回収されない余剰の意味が発生してしまうのだ。

どうしてそうなるのか。そのことには、明確な論理的な理由がある。「**言われたことが意味していること**」と「**言うという主体的行為そのものにおいて示されること**」とは絶対に一致しない。前者が〈知〉のレベルであり、後者が〈真実〉のレベルに属している。〈知〉のレベルで理解したことは、〈真実〉のレベルへの問いを開く。

ふたつのレベルの差異を劇的に示すのは、愛の告白のような場面である。ものすごく好きになってしまった相手に、あなたは、はじめてその気持ちを打ち明けるとする。だが、うまく言うことができない。しどろもどろで、支離滅裂になってしまう。そのためあなたの言いたいことが相手に伝わらない……か、というと、必ずしもそうではない。あなたが相手に告げた内容ではなく、あなたがうまく言うことができないというその行為こそが、あなたの愛が〈真実〉であることを示しているからだ。

愛の告白のような極限的な状況でなくても、同じことは起こる。本を書くと何人かに献本するのだが、私が献本相手にばったりどこかで会ったときの会話を例にとってみよう。

私はその人に「どうだった?」と問うと、その人はこう答える。「ああ、あの本ね、おもしろかったよ」。このように軽く返事をする人は、本がおもしろくなかったか、読んでいないかのどちらかである。「おもしろくなかった」という〈真実〉は、本の内容にあまり深入りしない挨拶言葉のような「おもしろかったよ」という発話に対する余剰として意味されているのである。「シニフィアン」(明示的に発話されたこと)が意味する〈知〉は、〈真実〉とは合致しない。

逆に、わざわざ私に、「先日送ってきた本はおもしろくなかった」とか、「本を読む気にはなれなかった」と伝えてくる者がいたとしたらどうなのか。その人はとても正直で誠実な人なのか。そうでは**ない**。その人がほんとうに言いたいことは、私の近著がおもしろくなかった、ということではない。その人が言いたいことは、「おまえのことが大っ嫌いだ」である。その人は私にケンカを売っているのだ。ほんとうにおもしろくなかったということを言いたいのなら、逆に軽い調子で「おもしろかったよ」と言うしかない〔★3〕。

幻覚妄想の機能

このように発話された内容のレベルに属する〈知〉と、発話するという行為そのもののレベルに属する〈真実〉のあいだには、構造的に乖離が生ずる。この乖離がはなはだしく大きく耐え難いとき、それを埋めているのが、幻覚や妄想ではないだろうか。

たとえば多くの人が私に話しかけてくる。どうして話しかけてくるのか、何を言いたいのか、その〈真実〉がわからない。この深刻な疑問に答えようとして、私はこう考える。私をいじめようとしているのではないか、と。それが、たとえば「いじめ声」の幻聴さんとなる。

あるいは、世界中でどうして、これほど次々と悲惨な事件や事故が起きるのか。しかも世界はなぜ、それらのことをわざわざ私に伝えてくるのか。私に責めがあるからにほかならない。世界は、ニュースを伝えることを通じて、ほんとうは私を糾弾しているのだ。こうして私のせいで、世界中で悲惨なことが起きているという妄想が出てくる。

客観的に見て、幻覚や妄想が――それらが含意している内容が――正しいかどうか、ということは別問題だ。だが、幻覚や妄想を呼び寄せる原因には、妥当な根拠がある。原因は、〈知〉と〈真実〉のあいだに不可避に生じてしまう空隙だ。その空隙はどうしても埋められなくてはならない。実際、誰もが空隙を埋めている。ただ、その空隙に対してことのほか敏感な人、そのため空隙があまりにも大きいと感じる人は、ときに幻覚や妄想を呼び寄せる。だから、彼らには幻覚や妄想は必要である。が、幻覚妄想がはなはだしい苦痛や苦労の原因にもなっているのだとすれば、どうしたらよいのか。

最初から〈真実〉として機能する〈知〉が必要である。当事者研究は、そのような〈知〉を提供する技法である。だがどうして、当事者研究は、〈真実〉と合致した〈知〉をもたらすことができるのか。当事者研究の何が、それを可能にしているのか。

＊

当事者研究では、当事者は最初に自分の症状、自分の苦労に名前を与えるのだった。普通は、名前は他者から与えられる。しかし、当事者研究では、当事者は、自分の病気の名前を自分で創作し、自ら命名する。名前自体はまだ〈知〉ではない。名前によって指示されていた苦労や症状を記述すること、これが、〈真実〉（主体的コミットメントによって定義される）でもあるような〈知〉とならなくてはいけない。そのための準備、そのための覚悟をつけるために、まずは当事者は、名前そのものに主体的にコミットしなくてはならない。だから当事者は、「自己病名」を付けるのである。

それにしても、どうして、当事者研究では、〈真実〉でもあるような〈知〉がもたらされるのか。

5

言語行為——支配のための発話

語るに値する〈真実〉は……

言語使用において、〈知〉と〈真実〉のあいだには必然的に乖離が生ずる。今、その乖離を、話を聞く側の観点から、（発話者ではなく）受話者の観点から抽出した。発話者の観点からも同じ乖離、同じギャップを認めることができる。

私が何かを話す。話してしまうと、しばしばこう感じるだろう。私がほんとうに言いたかったことは、「それ」——私が今まさに話したそのこと——とは少し違う。私はうまく言いたいことを言えない。大事なことほど、いや大事なことに限って、このような乖離を感じる。

実のところ、先の「愛の告白」の事例は、そのひとつのケースである。私の〈真実〉と、〈知〉に属することとして私が発話したこととのあいだの差異に、私自身が苦しむのだ。こんなふうにさえ言える。語ってしまったとき、「言いたいことをうまくは言えなかった」という不全感を感じることだけが、語るに値する〈真実〉である、と［★4］。

先ほど述べたことを繰り返せば、このようなギャップが生ずることには、論理的な必然性がある。とくに話し下手の人だけが、苦しんでいるわけではない。「語られることで客体化された内容」（知）と「語るという主体的行為において示されること」（真実）のあいだには必然的な不一致がある。だが、べてるの家の当事者研究では、〈知〉と〈真実〉のあいだの乖離が極小化し、ほとんどゼロになろうとしているように見えるのだ。どうしてそんなことが可能なのか。

〈力〉の行使としての言語行為

この疑問に答えるためには、もう少し言語的コミュニケーションの一般において何が起きているのか、基本的なことを分析しておく必要がある。通常の医療の現場で起きていることと、当事者研究の過程で起きていることとの差異を見極めるためには、この作業が必要となる。

まず、言語使用の原型は、言語行為だということを確認しておこう。かつて、哲学者たちは言語の機能は、世界を記述することにあると考えていた。「今日は、雨が降っている」という文は、実際に今日雨が降っているという事実を記述している。だが──前世紀の中盤のことだが──、イギリスの哲学者ジョン・L・オースティンが、われわれが「世界の記述」とはまったく異なった仕方で言語を使用していることに気づいた［★5］。

たとえば、あなたが誰かに「明日、東京で会いましょう」という言うとき、世界の状態が記述されているわけではない（まだあなたとその人は東京で会ってはいないのだから）。「その壺をここに持って来てください」と誰かに話すとき、世界が記述されてはいない（壺はまだここにはない）。だからといって、これらの発話は虚偽だと見なすわけにはいかない。それどころか、これらは適切な言語使用だとされている。ならば、これらの発話をどのように理解したらよいのか。

それに対する答えは、こうである。まさに発話することにおいて、特定の行為、約束とか依頼とかのさまざまな行為がなされている。このように、発話を通じて／発話においてなされる行為を、言語行為と呼ぶ。そしてオースティンは、言語行為において発話される文を執行文と呼んで、世界を記述する事実確認文から区別した。

やがて、言語行為とそうではない発話や文（ただ世界を記述する発話）があるわけではなく、**言語使用のすべてが言語行為である**ことがわかってくる。世界を記述している文（事実確認文）も、世界についての知や情報を「他者に伝達する」という言語行為のなかに現れるのである。言語行為という文脈を離れた言語は存在しない。

*

ここまでは当たり前のことなのだが、ここからすこぶる重要なことが論理的に引き出される。きちんと成熟した、どのような言語行為も——したがって発話のすべてが——、一種の〈力〉にかかわる現象であり、〈力〉の行使だということ、これである。**言語行為は常に、発話する主体から、その発話が差し向けられた他者への〈力〉の行使である**。

このことは、発話行為において発せられる文を、「執行動詞」を明示する顕在的な執行文に書き換えてみると、ただちに明らかになる。顕在的な執行文とは、次のような意味である。たとえば「明日、東京で会いましょう」というのは、約束の言語行為だが、この文のどこにも「約束する」という執行動詞は出てこない。この文を、「私はあなたに、明日、東京で会うことを約束します」と言い換えると、顕在的な執行文になる。さまざまな言語行為を、その顕在的な執行文のかたちで示してみよう。よりわかりやすい英語で示しておこう。イタリックになっているところが、執行動詞である。

I *promise* you that… （私はあなたに……を約束する）
I *ask* you that… （私はあなたに……を依頼する）
I *order* you that… （私はあなたに……を命令する）
I *sentence* you that… （私はあなたに……と宣告する）
I *declare* you that… （私はあなたに……と宣言する）
・・・

すべて、「I＋執行動詞＋you…」という形になる。言語行為においては、まず**発話する主体**（I）**が、その発話が差し向けられている他者**（you）**とのあいだに、執行動詞において含意されている特定の関係が有意味でありうるような場を指定する**。**発話の受け手**（you）**の側は、そのように指定された場に入ることが強制される**。ここで、発話する主体Iから発話を受け取る他者youへと、〈力〉が働いている。後者（you）は、発話を聞くということそれ自体において、すでにその指定された関係の場のなかに入ってしまっている——入らざるをえない。つまり、発話主体からの〈力〉が、受け手のほうに作用しているのだ。

もちろん、受け手の側としては最終的には、約束を受け入れないとか、依頼を断るとか、命令を拒否するとか、といったことは可能なのだが、そうした多様な拒絶の身振りに先立ってまずは、それらを「約束」として、「依頼」として、「命令」として受け取らなくてはならず、そうした受け取りなしに拒絶も機能しえない。とすれば、最後には拒絶されるにしても、それ以前に、発話主体から発話の受け手へと〈力〉が行使されており、拒絶に先立って、その〈力〉はすでに機能し、利いていたと解釈しなくてはならない。

この発話行為における〈力〉とは反対方向の政治権力や、あるいは組織内で制度化された権力が存在する場合も、もちろんある。その場合にも、発話そのものにおいては、発話者から受話者へと〈力〉が働いている。庶民が政治家に陳情する、臣下が王にへつらう、部下が上司にお伺いを立てる……といったケースでも、前者（庶民、臣下、部下）から後者（政治家、王、上司）へと微弱な〈力〉が作用し、利いているのだ。

言語行為はこのように〈力〉にかかわる現象である。つまり言語行為の原型は、**支配のための発話**、広い意味での〈命令〉である。あえて誇張した言い方をすれば、言語行為は一般に、主人から奴隷への命令の形式をとっている。

精神に病をかかえている人たちが、誰かに助けを求めたときに最初に出会うのも、このような支配の発話である。彼らは（広い意味での）命令や禁止の言語を聞かされる。「元気を出しなさい」「爆発してはいけない」「そんな妄想は捨てなさい」等々。もちろん、この種の命令は、患者にとっての〈真実〉とは何の関係もなく、いかなる効能もない。患者の苦しみを倍加するだけだ。重い精神の病とは、言語行為の最小限の条件としての〈力〉を受け入れられない状態、〈力〉を受け入れる気になれない状態、〈力〉を拒絶している状態だと言ってもよいかもしれない。

隠された支配

支配のための発話が、精神疾患には有効ではないことは、治療する側、援助する側にもすぐにわかる。それは、主人（発話者）の側の恣意的な期待や願望を、あたかも一般的に妥当な命題であるかのように偽装しつつ強制（しょうと）するものでしかなかったからだ。そこで、次の段階で用意されるのが、医療の言語、つまり科学的な発話である。

主人の恣意的な期待を、患者は受け入れらない。そこで必要なのは、客観的に妥当で中立的な〈知〉である、とされる。患者は医者から、そのような〈知〉のなかで、自分がどのように規定されるのかを、教えてもらえる。「あなたは統合失調症です」「双極性障害の疑いが濃いです」「発達障害の一種でしょう」等々。さらに、この薬を飲むと症状がどのように変化し、どんな副作用が出るかなども説明され、処方されたりする。

まず、このように疑問を出してみよう。この医療の言語、いや科学的な発話は、もはや支配の言語ではないのか。それは、〈力〉の行使から解放されているのか。医者はもちろん、自分が語っているのは、自分の勝手な欲望や意思や期待やらではなく、中立的で客観的な〈知〉の一部なのであって、自分には患者を支配したり、コントロールしたりする意図はまったくない、と言うだろう。医者は嘘をついているわけではない。

が、医者の個人的な意図や思いからは独立に、ここでのコミュニケーションの客観的な構造のなかに、**なお支配のための発話が、それゆえ〈力〉の行使が隠されている**。医療の現場での発話ももちろん、言語行為である。先ほどと同じように、顕在的な執行文に書き換えれば、次のようになる。

I *tell* you that....

この*tell*という執行動詞が、医者（I）から患者（you）へと作用する〈力〉の表現になっている。ここで"that…"の部分には、"what I know about you"（私があなたについて知っていること）が入る。"I"で指示された医者やその他の専門家は、「あなた」についてあなた自身よりもよく知っている、という前提がある。

ここで、発話する医者Iから患者youへの〈力〉が行使されているのだが、このとき、医者やセラピストは、匿名の権威ある言語のシステム（要するに科学的言説・医学的言説）の代理人である。言語行為に常に随伴している支配の言語は、この場合には、潜在化されている。医者としては、ただ中立的なことを語っているだけだ、という意識をもつことができる。だが、そのような意識的な振る舞いは、権威ある科学的な言説のシステムから患者への〈力〉の行使を伏在させている［★6］。

そして何より決定的なことは、こうして提供される〈知〉、医者の"what I know about you"は、患者にとっての〈真実〉ではない、ということだ。「医療の観点からはそういうことかもしれないが、私にとってはどうでもよいこと」と患者には感じられる。「あなたに聞こえるそれは幻聴であって、実在しません」と医者に言われても、患者が実感している切迫した実在性には何の影響も与えない。〈真実〉という基準からすれば、医者は、決して、患者自身について患者よりもよく知っているわけではない。

医者に「私」について研究してもらっても仕方がない。患者のほうには、「私」の〈真実〉は何か、という問いがある。医者の〈知〉は、それに対する答えにはならない。それゆえ、当事者研究が導入される。当事者は、自分で自分の病気に名前を与えるのだった。これは、〈知〉の主体としての資格を、医者から奪い返そうという意思表明のようなものである。あなた（医者）に、私の病について教えてもらう必要はない、というわけである。

6 向谷地生良という方法

良心的兵役拒否

ならば、患者自身が内省によって〈真実〉に迫ることができるだろうか。これも不可能だ。前節の冒頭で述べたように、自分自身を反省し、自らについて言語化しても、われわれは常に自己に関する〈真実〉を逸してしまう。「言語のうちに対象化された自己」と「言語化する能動的で主体的な自己」とのあいだには、構造的な不一致が生ずるのだ。

科学的な研究の〈知〉でもなければ、当事者による内省から得られた〈知〉でもない。そのどちらでもないのが当事者研究の〈知〉である。この当事者研究の〈知〉が、〈真実〉のポジションに入ることができるのはどうしてなのか。これがわれわれの主題なのだが、まずは、向谷地さんの「聞き方」の特徴、向谷地生良さんがどのように患者の話を聞いているのか、それを見ておこう。白石正明さんによる（本書に収録されている）インタビューを参考にしながら、あるいは私自身が向谷地さんと対話したときにうかがった話をもとにして、検討しておく。

まず、患者に対して何を聞くか、何を話すかということ以前に、（患者を含む）他者に対する向谷地さんの態度の全般に、通奏低音のように持続している一貫した方針、傾向性のようなものがある。それは、「**（他者を）支配すること**」と「**（他者に）服従すること**」**の両方に対する徹底的な拒否**である。

ソーシャルワーカーとしての仕事に先立つ、ひとつの生のスタイルとして、向谷地さんは「支配／服従」の関係自体を拒否している。本人は、これを「良心的兵役拒否」に喩《たと》えている。どのような趣旨なのか、確認しておこう。

原点には、戦争・闘争への強烈な嫌悪感がある。向谷地さんは、戦後十年経った年に生まれているので、実際の戦争は経験していない。が、向谷地さんの認識では、戦後にも、さまざまなタイプの擬似戦争が出現し、継続してきた。たとえば受験戦争。60年代末期には大学紛争もあったし、同じころ、海外では、実際の戦争、つまりベトナム戦争も激化していた。高度成長期にあった経済の活動自体が、「経済戦争」などと戦争に比せられており、サラリーマンは「企業戦士」などと呼ばれもした。

ゆえに、たとえば学校に入学することは、受験戦争という戦争に戦闘員として参加することを意味している。中学への入学は入隊のようなものだ。制服は一種の軍服である。われわれは皆、言ってみれば徴兵されているのだ。向谷地さんは、勝者と敗者、支配者（主人）と服従者（奴隷）を決定するための戦争・闘争なるものをどうしても受け入れることができなかった。だから自分は「兵役」をずっと拒否してきたのだ、と語る。

＊

「支配／服従」をめぐる闘争的な関係をトータルに拒否すること、このことは、私の考えでは、「他人を憎むことができない」という向谷地さんの性質と関連している。向谷地さんは、学校という軍隊での兵役を拒否したが、不登校だったわけではない。軍隊に入っているのに兵役を、つまり軍人としての仕事を拒否しているような状況である。つまり、向谷地さんは、学校に来ているのに、学業成績をめぐる競争に――受験での成功をめざす戦争に――およそ関心を示さなかった。教師の眼から見ると、これほどやっかいな生徒はいない。向谷地さんは、教師に嫌われた。教師からとてつもない虐待、ひどいいじめにあう。それなのに、向谷地さんには、その教師への憎悪の感情がどうしてもわいてこなかったという。

向谷地さん自身の説明によれば、これは、「赦《ゆる》し」とか「寛容」とかといった徳目とは何の関係もない。「体質のようなものだ」と。虐待者への憎しみを感じなかった原因は、倫理的な卓越性にあったわけではない、という説明は、おそらく正しいだろう。では、なぜ憎しみの感情が出てこなかったのか。

私は、向谷地さんが、「支配／服従」をめぐる闘争にほんのわずかもコミットしていなかった、ということに原因があった、と解釈している。憎悪やルサンチマンは、闘争に敗れた者、服従者となった者が、勝者や支配者に対して抱く感情である。闘争そのものを拒否していれば、憎悪やルサンチマンが出てきようがないのだ。

ところで、ここで、前節で言語行為に関連して述べたことを思い起こしてほしい。言語行為は、一種の〈力〉の行使であり、そのたびに最小の「支配／服従」の関係を発生させている。そうだとすると次のような仮説をたてることができるのではあるまいか。本人が「体質」に喩える、「支配／服従」

の闘争に対する根深い拒絶性向が、通常の言語行為に回収されない「言語使用のスタイル」の発明へと向谷地さんを駆り立てる、ひとつの要因となっていたのではないか。

患者の世界への内在

本書には、向谷地さんが、幻覚妄想をもつ重度の患者たちとどのように対するのか、その具体例やエピソードがたくさん語られている。患者の話をどのように聞くのか。患者とどう対話するのか。

本書に収録されている向谷地さんと患者との対話は、2節（219頁）で紹介したようにきちんとプログラムされた当事者研究ではないが、しかし、その患者と向谷地さんのふたりだけの、あるいは他のメンバーやスタッフにも参加してもらった、インフォーマルで簡易な当事者研究であると考えてよいだろう。その対話にはどんな特徴があるのか。

まず驚くべきは、**幻覚妄想が登場する患者の世界への、向谷地さんの徹底した内在ぶり**である。患者にとっては、「幻覚」や「妄想」とわれわれが見ているものは完全な実在である。普通の治療者は、幻覚妄想の実在を否定するが、当事者研究ではそうではなく、患者の話をまずは受け入れるのだ、と先に書いた。

「受け入れる」ということは、患者と対話している限りは、彼または彼女に対して現れている幻覚妄想の実在を完全に信じる、ということである。ここにパソコンが存在しているのを疑わないのと同じレベルで、隣に山田さんたちが暮らしているのを確信しているのと同じレベルで、幻覚妄想の実在を信じなくてはならない。

これは、実際には非常に困難なことではなかろうか。

患者が訴える幻覚や妄想を受け入れなさいと言われたとしても、われわれはどうしても、「それらは、ほんとうは実在しない」「それらは、実際には、患者のかかえている別の困難やトラウマの比喩や象徴ではないか」などとの思いをもちながら、患者の話を聞いてしまうので、患者の世界に完全に内在することはできない。ところが、向谷地さんは難なく——と私には見える——、患者の世界に内在し、幻覚や妄想を文字通り受け入れてみせる。

このことをよく示している例が、山姥《やまんば》の妄想をもっている青年との当事者研究のケースである。向谷地さん（たち）との会話のなかで、次々と青年の驚くべき世界が開示される。山姥は殺人鬼で、50人余りの群れをなしていること、十数名ずつの軍団をつくって青年を襲ってくること、戦いは青年が5歳のときから始まっていたこと、青年はガンダムを味方につけて山姥との戦いに明け暮れていたこと……。これほど豊かな世界を青年が語るのは、この青年が、向谷地さん（たち）が自分と同じ世界に棲《す》んでいるとの信頼をもっているからである。

私がインタビューしたときには、向谷地さんは次のようなちょっとしたエピソードを話してくれた。べてるのメンバーのひとりから、向谷地さんに電話がかかってきて、「べてるに行くのもうやめていいですか」と言ってきたのだそうだ。向谷地さんが、「そうですか、何か事情がありますか」と質問すると、そのメンバーは「佐藤幻聴さんが、僕がべてるに行くといじめてくるんです」と答えた。そこで「その佐藤幻聴さんはどちらにいらっしゃるんですか」と聞いたところ、「あの山のあそこの辺にいるんですよ」とそのメンバーが言う。これに、向谷地さんはこう応じた。「そうですか、わかりました。じゃあ私も何かそちらで佐藤幻聴さんにお会いしたときには、私も佐藤幻聴さんに事情を聞いておきます」と。そのあとさらに若干のやりとりがあったあと、突然の逆転が起きる。

「べてる行くのやめるっていうことですね、わかりました。ところで、きょうはどうされるんですかね」って〔私が〕言ったら、「きょうこれからべてる行きます」って〔そのメンバーは返事をした〕。

このやりとりのどこに私が最も驚いたか。患者から「佐藤幻聴さん」の話を聞くとすぐに、佐藤幻聴さんがどこにいるかを尋ねる。そして場所を教えられたら、今度は、いつも近所で頻繁に出会うおじさんかおばさんについて語るかのように、佐藤幻聴さんに会ったら事情を聞いておくと応ずる。佐藤幻聴さんの実在をほんとうに信じなければ、このように自然にスムーズに応答は続かない。「会ったら事情を聞いておく」というのもびっくりだが、その前に、佐藤幻聴さんのいる場所をきちんと聞いていているところがポイントである。いる場所についての照会がなければ、「会ったら……」という提案にリアリティが宿らなかっただろう。

最後には、会話の内容だけを追ったら、論理的には説明のつかない展開で、この患者はべてるに戻ることになるのだが、その逆転の鍵は、おそらく、佐藤幻聴さんの実在を、それこそ日常的なレベルで向谷地さんが認めたことにあったのではないか。

実存的苦悩と実用的苦労

この例でもわかるように、向谷地さんの患者への提案やアドバイスは、常に徹底的にプラクティカルである（「佐藤幻聴さんに事情を聞いておきますよ」等々）。患者は、〈私〉とは何かとか、〈私〉と〈世界〉とはどう関係しているのか、といった実存的な問題にほんとうはぶつかっていて、それへの対処として、妄想や幻聴も出ているわけだが、だからといって、患者と形而上学的な問題について話し合ったりはしない。ささいな日常的な問題を解決するときのように、プラクティカルなことをあれこれ提案する。

どうしてか。実存的な苦悩は直接に実存的な苦悩としては現れないからである。実存的な苦悩は、常に、日常の実用的な苦労というかたちをとって現れるのだ。

このことは、われわれ自身のことを振り返ってみてもわかるだろう。われわれは常に、友人への嫉妬とか、家族のなかの諍《いさか》いとか、仕事の行きづまりとか、お金の不足とか、性生活の不全とか、といった苦労にぶつかっているのだが、よく考えてみれば、それらが抜き差しならないものにまで深まるのは、その日常的な苦労こそが実存的な苦悩の現れだった場合である。

逆に言えば、実存的な苦悩としてしか現れない実存的な苦悩は、深刻でもなく、切迫もしていない。実存的な苦悩は、実用的な苦労に具体化されたときにのみ、真の問題となる。実用的な苦労をないがしろにすれば、実存的な苦悩に到達することはできない。向谷地さんのアドバイスが、きわめてプラクティカルなのは、このためではないか。

「山姥」の青年

あの「山姥」の青年のケースが、当事者研究を通じて、〈知〉と〈真実〉の合致がもたらされるということを示すよき実例になっているので、この節の最後に見ておこう。

この青年が入院していたのは、医療観察法病棟であった。彼は自分の母親を傷つけてしまったのだ。医療観察法病棟の目的は一般に、患者に自分の犯した罪を自覚させ、謝罪の気持ちをもたせることにある。患者が、「あれは私がやったことです、申し訳ありませんでした」と言えるようになったら、主治医は裁判所に連絡する。最後に裁判官が面接をして、退院の許可が出される。退院までに平均で、1年半ほどがかかるという。ところが、この青年の場合、この平均期間をはるかに超え、4年が経過しても、「あれは僕がやったことではありません」と言いつづけた。そして、「天井には山姥がいます」というような妄想の世界から抜け出せずにいた。

このケースで、医療関係者たちが与える客観的な〈知〉は、「あなたは母親を傷つけた」である。この〈知〉はしかし、青年にとっての〈真実〉ではない。彼はこれを引き受ける気にはなれない。彼の〈真実〉とは、「私は山姥と戦っている」である。この状況で、たいていの医師が——というかほとんど誰もが——試みることは、彼の〈真実〉を虚偽として退け、〈知〉を受け入れさせようと説得することだ。「山姥なんかどこにもいない。お母さんを傷つけたのはあなただ」とくり返し説くことだ。が、このやり方はまったく成果をあげられなかった。

向谷地さんたちが当事者研究として実行したことは、先ほど述べたように、これとは正反対のことである。青年の〈真実〉を徹底して肯定すること。言い換えれば、青年にとって〈真実〉である世界に、青年とともに内在すること。向谷地さん自身の表現を使えば、「その山姥の世界に私たちがおじゃまして、一緒に山姥のことを語り合った」。

すると常識が予想するのとはまったく異なる展開になったのである。向谷地さんたちと山姥についての語り合いを重ねるうちに、徐々に、山姥が彼の世界から離れていったのだ。彼もまた、山姥の世界から一歩、外に出るようになった。このことは、彼の話題や相談事の変化にはっきりと現れてくる。青年は、最初は、山姥のいる世界のことばかりを語っていたのに、後には、「退院した後、どこでどうやって暮らしたらよいのか」といったような現実的な話題や悩みについて話すようになった。

そして最後の最後、ずっと続けてきた当事者研究の結果発表のときだった。彼は誰から強制されたわけでもなく自分から、「お母さんのことは自分に責任があったかもしれません」と語り出したのだ。これこそ、〈知〉が〈真実〉の位置に就いた瞬間、〈知〉と〈真実〉が重なった瞬間である。

どうしてこのような転換が生じたのか。客観的な事実に反している〈真実〉のほうを支持したのに、〈真実〉が事実のほうへと変容していったのはどうしてなのか。

この青年が退院のときに語った、向谷地さんにとってさえも意外だった一言が、手がかりになる。向谷地さんが青年に「長い入院生活でしたけれど、何がいちばんの頼りでしたか」と尋ねたところ、彼は「山姥です」と答えたのだ。これは驚きである。なぜなら、山姥こそが、彼にとっては迫害者であり、その苦しみの源泉だったはずだからだ。

このことが意味していることは何なのか。「山姥」という妄想は、母を傷つけてしまったという事実をはじめとする彼の問題からの逃避の先だったと同時に、彼は、やはり「山姥」を通じて、それらの問題に苦しんでいたのだ。本来の問題を、「山姥」との戦争の問題へとずらした上で、それらに苦しんでいた、というわけである。だからこそ、山姥を拒否することによってではなく、当事者研究を通じて山姥の方向へと突き進み、山姥を通り抜けたことで、青年はまっすぐに問題と向かい合うことができるようになったのであろう。

このケースは、また、向谷地さんと当事者研究の基本的な方針がどこにあるのかを示している点でも興味深い。普通、われわれは、治療とは苦からの解放、苦の除去であると思っている。しかし、当事者研究は、人を苦難や苦労から解放しているわけではない。生きている以上は、苦労はなくならない。山姥がいても苦しいし、山姥がいなくなっても苦しい。重要なのは、正しく苦労することである。冒頭の節で、当事者研究は、「正しい答え」を与えるのではなく、「正しく問うこと」を教えるのだと述べたのは、このことである。

では、正しい苦労、正しい問いとは何か。それは、**〈真実〉と〈知〉が重なったときに立ち現れる苦労や問題**である。

7 言語行為以前の言語の基層の反復として

当事者のすべてを知ろうと……

向谷地さんの名人芸的な対話術を見てきたわけだが、しかしこのことは、当事者研究が〈真実〉の資格をもった〈知〉をもたらすことができるのはなぜなのか、という問いへの回答ではない。向谷地さんの個性には還元できない当事者研究の何らかの特徴が、機能しているはずだ。

当事者研究では、ひとりの当事者を多くの人が研究する。このとき、「当事者」がいわば丸ごと皆の関心の対象となっている。ここが通常の医学的な治療とは異なっているところである。治療では、患者の症状を除去するという目的に結びつく、患者の特定の側面だけが関心の対象となる。それに対して、当事者研究では、人は——当事者自身を含む研究仲間の全員は——、当事者のすべてを知ろうとする。

「自己病名」は、この点に関連している。自分で自分のためにつくったこの病名は、ほとんど固有名詞である。自己病名は、その当事者を、何かのカテゴリーに分類しているのではなく、まったく特異な個人として指し示している。当事者研究は、自己病名に、いわば、述語を与えていくことである。「統合失調症きらわれモード型・声ヘリウムタイプはXである」のXの部分をより豊かに、厳密化していくことだ。

当事者研究においては、研究対象となっている当事者は、かけがえのない単独の個体として、しかも特定の側面に限定されない全体として、皆の関心の対象となっている。このことがまずは、当事者にとっては悦びであろう。

ポリフォニーとしての共同研究

当事者研究を通じてもたらされた〈知〉が〈真実〉としても機能するのはなぜか。その鍵となる要因は、やはりこの技法の中核的な特徴にあると考えねばなるまい。中核的な特徴とは、当事者研究が、当事者を含む複数の仲間たちとの共同の作業だということだ。「研究」の本態は、単一の意見に収束しない、複数人の会話の形態をとる。向谷地さんは、ミハイル・バフチンの「**ポリフォニー**」の概念を用いて、この共同の研究の様相を表現している。

「ポリフォニー」は、もちろん音楽からのアナロジーだが、バフチンは主にドストエフスキーの小説を分析するさいにこの概念を活用した。「それぞれに独立して互いに融け合うことのないあまたの声と意識、それぞれがれっきとした価値を持つ声たちによる真のポリフォニーこそが、ドストエフスキーの小説の本質的な特徴なのである」[★7]。当事者研究も同様だ。ひとりの「当事者」をめぐって共同して研究している者たちの声や意識は溶け合ってひとつになってしまうことはなく、いつまでも多声性を維持している。

当事者研究を見ていると、次のようなことに気づく。ほんとうは明確な結論に到達しなくてもよいのではないか。重要なことは、会話や話し合いを通じて結論や合意を導くことではなく、まさにその会話や話し合いが継続するということにあるのではないか。主題や目的がないと会話が始まらないので、一応はそうしたものが設定されてはいるが、必ずしも結論に到達しなくてもよい。重要なことは、ひとりの当事者をめぐる会話が続くことである。会話が続くということは、参加者たちのあいだの意見の複数性や差異性が消えることがない、ということだ。

すると、当事者研究のほかにもうひとつ、同じような考え方に基づく技法があることに気づく。オープンダイアローグである。私自身は、オープンダイアローグを実行したこともないし、その現場に立ち会ったこともないが、文献などを通じて私が理解する限りでは、オープンダイアローグのやり方は、当事者研究に似ている——2節で紹介した五つの段階のなかの第3段階を取り出せば、ほぼオープンダイアローグになるように見える。当事者研究とオープンダイアローグは、異なるルーツから発し、互いにまったく交流や影響関係をもたなかったのに、統合失調症をはじめとする重篤な精神病の患者に対する応答の仕方を模索するなかで、結果的に同じような方向を歩んできたのだろう。

＊

単純化してしまえば、当事者について「知る」ということに関して、伝統的にはふたつのやり方が試されてきている。ひとつは、当事者が単独で、モノローグ的な自己反省によって己を知ること。もちろん、これではうまくいかない。そこで、もうひとつのやり方が入る。他者が介入するのだ。他者が頼られるのは、その他者は、当事者以上に当事者のことを知っている——知る能力がある——と想定されているからである。伝統的な医療やセラピーはすべて、このようなものだと考えてよいだろう。

当事者研究も、オープンダイアローグも、この伝統的なふたつのやり方のどちらでもない。それらをはっきりと拒否していると言ってよいだろう。どちらも、当事者が孤立して、自らを反省したり、探究したりするわけではない。他者（たち）が招き入れられる。しかし、その他者（たち）は、当事者と同格である。つまり、「（当事者より）知っている他者」ではない。**他者（たち）もまた当事者と同様に、（まだ）知らない**。ゆえに当事者について、当事者とともに研究している——（永遠の）研究の途上にある。

ただ、オープンダイアローグの場合には、「より知っている（と想定されている）他者」を代理する仕組みが用意されている。それが「リフレクティング」である。オープンダイアローグの場合、基本的には、当事者とその家族に、数名の専門家が加わり、対話をする。ここまでは、当事者研究と似ている。ただ、オープンダイアローグの場合には、途中でリフレクティングという過程が何度か挿入される。適当なタイミングで、当事者や家族を含む会話を一時的に中断し、専門家たちだけが、当事者（と家族）に背を向け、しかし当事者（と家族）の目の前で話し合いを行う。これがリフレクティングである。

リフレクティングのときには、専門家たちは、当事者や家族と目を合わせず、彼らとコミュニケーションをとることもない。しかし、リフレクティングの話し合いは、当事者のすぐ近くで、当事者たちからよく見え、よく聞こえるところで行われなくてはならない。リフレクティングを行う専門家チームと当事者チームのあいだに、透明な壁が設定されるのだ。

リフレクティングとは何か。私の解釈では、これは「より知っている他者」の代理である。いやより正確に言い換えれば、「より知っている他者」を積極的に解体するためのその代理物である。通常は、「より知っている他者」(セラピストや医者等)は単一的であり、その心の過程は当事者である患者にとってはブラックボックスだ。ブラックボックスであるがゆえに、当事者は、そこに「私についての知」の存在を想定することができる――私について私よりもわかるにちがいないと仮定することができる。

透明な壁の向こうのリフレクティングの場合はどうなのか。当事者(たち)は、リフレクティングをしている専門家を見ることで、専門家も私(たち)についてよく知っているわけではないことを知ることができる。と同時に、専門家が知ろうとしていること――知りつつある過程にあること――をも知ることになる。そして、他者(専門家たち)に対して、私(たち)がどのように見えるのを、私(たち)は知るだろう。そして何より、その「知ろうとしている他者」(専門家たち)もまた単一的・統一的ではなく、ポリフォニックな対話を続けているところに特徴がある。

当事者研究の場合には、このような、「知っているはずの他者」の代理人はない。「研究」に導入される他者たちの、当事者との同格性は端的である。当事者を含めて皆、無知である。皆、まだ知らない……だから知ろうとしている。いずれにせよ重要なことは、当事者研究にせよ、オープンダイアローグにせよ、研究のなかに当事者以外の他者が招き入れられ、研究する者たちの**多声性・複数性**が確保され、しかも最後まで消されることはない、ということだ。

言語行為以前の言語

さて、今や、当事者研究が、〈真実〉としての資格を有する〈知〉をもたらすことができるのはどうしてなのか、という疑問に答えるときである。それが〈真実〉として働くかどうかを分けるポイントは、「言われたこと」、つまり〈知〉の内容にあるわけではない。重要なのは、**その〈知〉がどのようにしてもたらされたのか**、である。

たとえば、ある論文に書かれていることが妥当なことなのかどうか、説得力があるかどうかは、その論文がどのように書かれたかには関係がなく、内容だけで判断される。しかし、当事者研究における〈知〉の〈真実性〉は、その〈知〉がどのようにして獲得されたかに依存している。前節の山姥の青年に関して、「彼が母親を傷つけた」という命題は、単純な事実としては最初から「真」だが、これが青年によって引き受けられた〈真実〉になるためには、当事者研究を経由する必要があった。

ここで、4節（230頁）、5節（236頁）で行った言語と発話をめぐる基本的な考察を思い起こしておこう。語られた〈知〉と語るという主体的行為に宿る〈真実〉のあいだには、必然的に溝が生まれる。〈知〉と〈真実〉との不一致は、言語そのものの条件である。4節ではこのように論じた。さらに5節では、次のように主張した。発話はすべて言語行為であり、言語行為は〈力〉の行使である、と。あえて誇張した類比を使えば、言語行為は、語る主体を「主人」、発話の宛先となる他者を「奴隷」とする〈力〉の行使にならざるをえない。〈客観的で中立的な知〉をただ伝達するだけの言語行為でも、潜在的にはなお〈力〉の行使の一種である。

こうしたことを考慮するならば、〈知〉を〈真実〉の場所に出現させることなど、原理的に不可能なはずではないか。どうして当事者研究において、**不可能なはずのことが可能になっているのか？**これに対する唯一の回答は次のようなものであろう。完成した言語行為においては常にすでに〈知〉と〈真実〉の乖離が生じてしまっているのだとすれば、当事者研究において出現しているのは、言語行為的な発話ではなく、**言語行為以前の言語、言語行為として熟成してしまう前の生成状態の言語の様態**である、と考えねばならない。

当事者とその仲間による当事者の共同研究、ここに生起しているポリフォニックな関係性、これは**支配のための発話としての言語行為に先立つ、言語の基層の様態を反復しているに違いない**。これが今、思い切って提起してみたい仮説である。この仮説を肉付けし、その信憑可能性を高めてみよう。

〈中動態〉的な経験

もう一度、素朴な疑問を提起してみよう。当事者研究において――あるいはオープンダイアローグの場合も同じだが――、当事者は、自らの〈真実〉を言語化されたかたちで――つまりひとつの〈知〉として――獲得するにあたって、他者（たち）の視点を必要とした。

だが、考えてみると、これはふしぎなことである。もし、その他者（たち）が当事者のことを、当事者以上に知っているのならば、あるいは知りうる能力をもつのならば、他者の助けを必要とすることは簡単に理解できるが、そうではないことは、先ほど述べたとおりだ。だとすると、どうして当事者は、自身についての〈真実〉であるような〈知〉に到達するために、他者の視点を媒介にする必要があったのか？　**どうして、自分ひとりでは絶対に実現できなかったことが、他者の視点との共存を経たのちには可能になったのか？**

ここで私としては、自らが彫琢してきた概念を活用したいところだ。人間の身体が世界にかかわろうとするさいに発動させる〈求心化／遠心化作用〉。当事者研究のポリフォニックな会話の場は、〈求心化／遠心化作用〉を通じて形成された〈間身体的連鎖〉の典型的な姿に見える。だが、この概念を最初から説明していては、あまりにも長い迂回路を必要とする。ここでは、厳密な説明を放棄し、直感的な理解に訴えながら議論を進めることにしよう。

たとえば、何かをじっと見ていると——とくに壁に開いている穴などをじっと見つめていると——、向こうからも自分が見られている、と感じることがあるだろう。これが〈求心化作用〉（私が見ている）と〈遠心化作用〉（私が見られている）である。ここで興味深いのは、**独我論的とも言える私の唯一性の感覚**（私だけが世界を見ている）と、この感覚とは矛盾する**他者の存在への確信**（私と同じように世界を見ている他者がいる）とが、表裏一体になっていることだ。

〈求心化／遠心化作用〉に基づくこの感覚の強度を高めることで得られるのが、〈**中動態** middle voice〉の経験である。「中動態」は文法用語で、「能動態」や「受動態」と対比させられる「態 voice」で、「形の上では受動態だが、意味の上では能動」となる動詞と説明されている。現代のヨーロッパ諸語には中動態はほとんど残っていないが、古典ギリシア語やサンスクリット語など、その古いルーツにまで遡ると中動態があったことがわかっている。中動態をめぐる優れた研究のなかで、國分功一郎は、中動態は「能動態／受動態」よりも古い動詞の形態だったが、自らの派生体である受動態が出現したとき、受動態にとって代られて消滅した、という仮説を提起している［★8］。

文法のことは、ここでは重要ではない。問題は、中動態という動詞の形態を呼び寄せたわれわれの経験――〈中動態〉――は何かということだ。次のような状態を思い起こしてみるとよい。たとえば、あなたが何かに熟達して、自由自在にできるようになっているとしよう。あなたは能動性の極限にある、ということができる。が、このとき、あなたは、あまりにもそれを自然になしうるので自分の身体をコントロールしている意識もなく、どちらにしようかなどと選択する自覚ももたない。むしろ、あなたは、自分が誰かの操り人形になっているようにすら感じるだろう。つまりあなたは受動的であるとも見なしうる。このように**能動性の極限が受動性へと反転していく**。これが〈中動態〉の経験である。

〈中動態〉において、この私が主体であるという感覚と、主体は私の外部の他者であって、私自身はその操り人形、その対象であるという感覚とが、短絡的に結びついている。このふたつの感覚が、それぞれ〈求心化作用〉と〈遠心化作用〉に対応していることは、容易に理解できるだろう。「私が主体である」と「主体は外部の他者である」とは、言葉にしてしまうと矛盾する命題だが、〈中動態〉の経験のレベルでとらえるならば、じつは同じことのふたつの表現である。〈中動態〉の経験は、楕円の構造をもっている。なぜなら、私のこの身体が、経験を構成する中心であると見なすことができると同時に、私の身体の外にも中心があるからだ。つまり経験の様態を図に描くと、ふたつの中心をもつ楕円になっている。

〈中動態〉的な経験は、さらに場合によっては、**解離**の経験へと転ずる可能性もある。私が主体であり、その主体が外部にあるならば、私自身が私の身体から切り離され、外部からその身体を見ている、という態勢がもたらされうるからである。ただし、〈中動態〉の経験は本源的で普遍的だが、それが常に解離の感覚へと転ずるわけではない。ただ解離が**起こりうる**根拠が、経験の〈中動態〉としての構成にある、ということができるだろう。

＊

今、なぜこうしたことについて議論しているのか。ここに当事者研究において、当事者が〈真実〉を〈知〉として獲得する上で、他者たちの視点の助けを必要とするのはなぜなのか、という疑問を解く鍵があるからだ。〈中動態〉の経験においてよく現れているように、**私の私性についての自覚は、私自身を対象としてとらえる他者の他者性についての感覚と厳密に並行し、連動している**。言い換えれば、私を見る他者の実在に関して、生々しい実感なしに、私はまさにこのかけがえのない唯一の私であるという自覚、私の主体性への自覚はもちえない。

言うまでもなく、私を見る他者の実在性への実感は、抽象的な不定の他者についての観念によっては担保されない。その実感は、自分自身の身体が、受肉した他者たち、現実の他者たちとの関係のネットワーク――これを〈間身体的連鎖〉と呼ぶ――に組み込まれているときにのみ確保されるだろう。当事者の研究が、当事者個人によってはなしえず、他者たちの視点の複数性に支えられなくては実行できない理由はここにある。

もう一度繰り返すが、私の単独性についての自覚と他者とともにいることの実感とは、ひとつの同じこととして結びついている。「**自分自身で**」ということと、「（他者と）**共に**」であることとが、一体化しているというべてるの洞察はまったく正しい（224頁）。だからこそ、当事者研究は、ポリフォニックな会話を通じた共同の作業でなくてはならなかったのだ。

〈統一的な声〉の到来

このポリフォニックな会話の場が、支配のための発話としての言語行為が完成する前の生成状態の言語を疑似的に再現し、反復している。これが、われわれの仮説だった。この仮説を説得力あるものにするためには、このポリフォニックな状況から言語行為が発生しうる、ということを示さなくてはならない。このポリフォニー的な共同研究の現場は、言語行為以前の——そこから言語行為が出現しうる——状態を反復的に再現していると解釈できるのか。

まず、前項で論じたように、ポリフォニックな当事者研究の場は、〈中動態〉的な経験として記述することができる。〈中動態〉は、能動態とも受動態とも言えない状態だが、能動態と受動態の中間、両者を足して二で割ることではない。極限の能動性が極限の受動性と合致しているのが、〈中動態〉である。当事者が、この共同の場を〈中動態〉として経験するとはどういうことなのか。たとえば、他者が私について語っていること（私は聞かされるという受動性のうちにある）を、ある意味で私が語っていること（私の能動性）として経験するということである。もう少し普通の表現に言い換えれば、私は、他者が私の代わりに語っている、私が言うべきことを他者に語ってもらっている、と感じるのだ。

この**能動性＝受動性という短絡によって成り立つ〈中動態〉的な境位から、能動性と受動性を切り離したらどうなるだろうか**。一方に、能動性としての能動性、他方に、受動性としての受動性が出現する。つまり、一方に、専ら能動的であるような主人のごとき主体がいて、他方には、受動性に留まる従属者のような主体がいる、というかたちで共同の場に分化が生ずる。これこそ、言語行為において実現する「支配／服従」の〈力〉の関係の原型ではないだろうか。

あるいは、次のように考えてみよう。「ポリフォニー」は、もともと、ある時期以降の西洋音楽を記述するために用いられていた概念である。だから、音楽の比喩を活用しよう。すると、**ポリフォニックな声たちのあいだに、全体としてハーモニーが生まれたとしたどうだろうか**。構成要素としてたくさんの音が含まれていたとしても、全体として〈**統一的な音**〉、〈**単一の声**〉のように聞こえるだろう。ハーモニーが生み出す〈統一的な声〉は、その内部の個々のどの「声」からも独立している。それゆえ、この〈統一的な声〉は、「声」たちには、あたかも外部からやってきたかのように感じられるはずだ。実際には、「声」たちのあいだの共鳴的な関係から内在的に生み出されたものであるにもかかわらず、である。

この〈**統一的な声**〉**こそ**が、"I *tell* you that…"と、超越的な場所から語りかけ、"you"として指し示された個人たちに〈力〉を行使する、**言語行為の〈語る主体 I〉ではなかろうか**。ハーモニーによって〈統一的な声〉が実現してしまえば、個々の「音」は、その調和のなかで自分に与えられた役割から逸脱することはできなくなる。逸脱には、ネガティヴな規範的意味が与えられるようになる。同様に、"you"として指示された者たちが、語る主体 I が設定した関係の磁場から逃れられなくなるのは、つまり〈力〉が有効に作用するのは、その語る主体 I が本来は、"you"に対応する「声」たちの集合がもたらす効果として存立しているからである。

このようにポリフォニックな声たちのざわめきの場から、言語行為の支配の発話が発生しうる。が、重要なことは、当事者研究は、場をこのような転換に先立つ状態に留めているということである。

「声」の多数性が超越的で統一的な〈声〉のなかに解消される前のステージを、自覚的に維持しているのだ。「声」たちのあいだの不調和や差異性はむしろ大歓迎である。〈力〉を発動させる、言語行為の超越的な主体は、まだここにはやって来ていない。このことが、**〈真実〉と〈知〉が分化することを防いでいる**。〈知〉は〈真実〉と密着したかたちでしか現れない。

喜劇の解放的効果

当事者研究では、喜劇のもつ解放的な効果のようなものが活用されているように思われる。言うまでもなく、患者たちの苦難や苦労は、悲劇か喜劇かと言えば、当然悲劇のほうに分類される。しかし、当事者研究の現場に立ち会うと、あるいはどの当事者研究の成果を読んでいても、自然と笑いがこみ上げてくる。当事者研究に従事している者たちも、「当事者」の悲惨な境遇について考えているのに、愉快そうでもある。当事者研究において、悲劇が喜劇へと転換しているのだ。

だが、これはどんなにつらいときでも笑って過ごしましょう、というような凡庸な人生訓とは何の関係もない。当事者研究は、悲劇を喜劇化する作用をもつのだ。どうしてそうなるのか、このことを考えると、当事者研究の本質的な特徴が再び見えてくる。それが、ここまでのわれわれの考察の再確認にもなるので、最後にこの点を論じておこう。

まず、悲劇と喜劇とはどこが違うのかを考えてみよう。ここで問題にしているのは、文字通りの演劇における、このふたつのジャンルの違いである。喜劇を成り立たせている最も重要な条件は、役者（主人公）のアイデンティティが二重化していることである。役者が演じている役柄（ペルソナ）そのもののなかに、葛藤しあうふたつの契機が孕まれているのである。このことは、悲劇と対比させてみるとよくわかる。

あたりまえのことだが、悲劇においては、舞台上で、主人公の苦難が演じられており、われわれ観衆は、その苦難を外から眺めている。この苦難を演じる役柄とそれを外から眺める観衆の視線が、つまり役柄と視線とのあいだの隔たりそのものが、ひとつのペルソナのなかに組み込まれると、喜劇になる。喜劇の主人公は、一方では無様なこと、悲惨なことを演じているのだが、他方で、その自分を外から観察し、それをネタにして戯れている。悲劇においては分離していた二つの項（苦難を演じる人物／外から眺める観衆）が、ひとつのペルソナのなかの葛藤しあう二重の契機に転換されたとき、喜劇ができあがるのである。

喜劇の条件となる、このペルソナの二重性と同じものが、当事者研究を可能なものにしている。患者はもちろん、苦難や苦労を経験している。しかし彼または彼女は、それらを外から観察し、まさに「研究」している。当事者研究における、「研究」という態度を成立させているのは、喜劇の本質的な条件であるところのペルソナの内部の二重性と同じものだ。

ここで、この節の260頁以降で論じたこと、〈中動態〉に即して考察したことを振り返ろう。私の主体性についての自覚が同時に私を対象としてとらえる他者性の感覚と直結している、と論じておいた。さらには、この短絡は、私を外から観察する解離の経験の温床ともなりうる、と述べた。この私性＝他者性という対立物の一致こそ、喜劇におけるペルソナの二重性を可能ならしめる前提条件であり、その同じ条件に、当事者研究も依拠している。患者たちは「当事者**研究**」と言われて、ワクワクする。その興奮は、悲劇を喜劇へと転換したことにともなう解放的な効果に由来するのではないか。

★1 浦河べてるの家『べてるの家の「当事者研究」』医学書院、2005年、3頁。

★2 Jacques Lacan, *Le Séminaire. Livre XI. Les quatre concepts fondamentaux de la psychanalyse*,1964

★3 フロイトが紹介している有名な機知に、「あんたはほんとうにクラカウに行くのに、どうして『クラカウへ行く』と言うのだ！」というジョークがある（『フロイト全集8 機知 1905年』岩波書店、2008年、137頁）。これは、次のような状況である。「わし」は、「あんた」と呼ばれている男がクラカウに行こうとしているのをもともと知っているのだが、駅で会ったとき、「あんた」に、「どこに行くんだね？」と尋ねた。すると、「あんた」は、「クラカウへ」と答えた。『クラカウへ』とはっきりと言う以上は、クラカウではない別のところ（レンベルク）に行くのだな」と「わし」に思わせるためである。つまり「あんた」は、「クラカウへ」と表面的には正直に答えることで、ほんとうは「嘘」をついているのだ。「わし」を騙そうとする「あんた」のこの悪意を見抜いて、「わし」は怒っているというのがこのジョークである。クラカウへ行くという真実を伝えたければ、「レンベルクへ」と言わなくてはならない。「本がおもしろくなかった」ということだけを純粋に伝えたかったら、「おもしろかった」と言わなくてはならない。

★4 だから、あまりにも明晰に言いたいことが言えているように見える話者に、われわれは、うさんくさいものを感じてしまう。たとえば、「立て板に水」の調子で流暢に自社の商品のよさを説明するセールスマンを、どこか信用できない、と思うことがないか。

★5 J・L・オースティン『言語と行為――いかにして言葉でものごとを行うか』飯野勝己訳、講談社学術文庫、2019年。

★6 理論の厳密性にこだわる人のための注。この節で言語行為論を応用しながら論じてきたことと前節で導入したラカンの「シニフィアンの定義」との関係は、どうなっているのか。言語行為論の含意を一般化しつつ、この節では、言語行為は常に、発話の相手である他者に向けられた〈力〉の行使になっている、と述べてきた。それに対して、前節では、シニフィアン（言葉）は、生身の他者ではなく、「シニフィアンの連鎖」へとさし向けられている、と論じた。この二つの主張の関係はどうなっているのか。シニフィアンの連鎖も、じつは「他者」なのだ。ただ、それは、記号のシステムを代表する理念的な他者である。この点があからさまになるのが、科学的な言説の場合である。だが、科学的な言説の場合だけではなく、一般の言語行為においても、発話が差し向けられた他者は、発話者が指定した関係の場のなかに組み込まれた瞬間、すでに生身の他者以上の――あるいは生身の他者以外の――、最小限の理念化を被った他者になっている。

★7　M・バフチン『ドストエフスキーの詩学』望月哲男・鈴木淳一訳、ちくま学芸文庫、1995年、15頁。

★8　國分功一郎『中動態の世界——意志と責任の考古学』医学書院、2017年。ちなみに、現代の日本語には、中動態がある。ただ、日本人は、日本語の文法を、英語をはじめとする現代ヨーロッパ語の規格に対応させて理解しているため、自分たちがまったく自然に中動態を使っていることに気づいていない。

長いあとがき

早いもので『べてるの家の「非」援助論』（2002年）を皮切りに、『べてるの家の「当事者研究」』（2005年）、『技法以前』（2009年）と20年以上続いてきた「べてるの家の物語」は、最終章を迎えることになる。

北海道日高の田舎町にあった錆びついた鉄格子で覆われた精神科病棟。そこを舞台に始まった、特に統合失調症という「異界」を生きる人たちとの出会いを通じた「ケア——人間の弱さを前提とした上で、生を肯定し、支える営み」（村上靖彦）をめぐる物語は、予想もしなかった「向谷地生良をめぐる物語」と接続する形でひとつの終わりの始まりを迎えることになった。

これは私にとって想像もしなかった展開である。この流れを決定づけたのは、本文でも述べたように2年前（2022年）の秋に、偶然にも京都の古本屋で、私の名付け親である今は亡き叔父、向谷地助五郎氏（以下、助五郎さん）が1985年に自費出版した日記『新宝帳』を発見したことである。

この日記は、出版を知った私の父親（助次郎）の「病人が書いた本」というクレームによって、印刷した3000部（依頼は200部だったが、内容に惚れ込んだ社長さんが自腹で2800部を追加で刷った）がすべて回収となり廃棄されたが、最終的に回収できなかった本が2冊あった。私が入手したのはそのうちの1冊で、京都の古本屋に37年のあいだ眠っていたことになる。日記そのものの存在すら知らなかった私にとって、それは身震いするような瞬間だった。

＊＊＊

「五年生全員で鉄棒をつくる事になった。生徒が各自交代で、次から次へとシャベルを持って穴掘りを致したのである。〔…〕私は、早速シャベルを持って、一生懸命穴を掘り出したのである。その時、私の脳裡の中にふと考えさせられる事があった。それは何でありましょうか。それは、死という事であった」（同書1頁）というように、貧しかった幼少期に「死」を意識した体験からこの日記は始まっている。

さらには「二年間、スマトラ、シンガポールに従軍致し、戦争というものを身をもって体験し戦争というものが如何に愚かなものであるか、そして又、如何に罪悪なものであるかを深く感じとる事が出来たのである」（同書7頁）という壮絶な戦争体験と、「見る影もなく、あちこちに黒こげた木々は無残な姿をのこして、原爆のすさまじさを見せつけられた」（同書7・8頁）と記した広島の惨状、そして助五郎さんが戦後の混乱期を生き抜くなかで「神の声」を聞くようになり、その声を綴った「平和と和解」に向けたメッセージで構成されていた。

特に、激戦地スマトラに送られる前の3か月間、そして1年間の抑留の後に鹿児島から青森に帰る途中に立ち寄った広島――つまり原爆投下の前後の広島――で見たものは、「神は、この様に原爆を投下される広島の街を、私に十分見せしめ〔…〕そして、戦争というものが如何に残酷極まるものであるかを、私の脳裡に十分見せつけてくれた」（同書6頁）と、決定的な原体験として綴られている。

当初はこの日記の表題が『聖書 新宝帳』とされていたように、助五郎さんは聖書に触れていたことが伝わってくる。これも初めてわかったことである。そして助五郎さんが33歳で大病を患い死線をさまよった経験と、同じ年齢で十字架上において処刑されたイエス・キリストの運命を重ね合わせて理解していたことがわかる。どこでキリスト教と接点があったのかは今もわからないが、私が物心がついたときに父親の書斎に『内村鑑三全集』があったことから、戦後の混乱期における精神的な拠り所として当時の若者たちのあいだでキリスト教への関心が高まったことが、その背景にあるのかもしれない。

世界平和を願って自らが聞き取った「神の声」を綴った助五郎さんは、この日記が回収され、廃棄されたことは知らされていなかった可能性がある。しかしここで言っておきたいのは、晩年、レビー小体型認知症を患い、幻視に振り回され、母親とのトラブルが絶えなかった父親も、会うたびに「五郎さんに会いたい」（父は助五郎さんを「五郎さん」と呼んでいた）と言っていたように、五戸屋《ごのへや》という菓子類の問屋を営む家族や父親にとっては、助五郎さんは決して厄介な存在ではなく、尊敬すべき大切な存在であったように思う。日記の回収は、当時の父親が尊敬する大切な「五郎さん」と彼を支える家族への配慮であり、優しさだったような気がする。

これも偶然だが、助五郎さんが日記を執筆した時期（1960－65年）は、貧しいなかで苦学しながら教員となった父親が、青森県七戸町の中学校から、実家（五戸屋）がある百石町（現おいらせ町）の隣町にある中学校に転勤となり、私たち家族も百石町内で暮らした時期とほぼ重なる。私が6歳（小1）から12歳（中1）のときである（1961－66年）。お菓子を買いに五戸屋に立ち寄ると、いつもは奥の離れで過ごすことが多かった助五郎さんが珍しく店の奥にある居間のこたつに座り、優しく柔和な表情で、ゆったりと身体を揺らしていた様子を思い出す。

本文で述べたように、転校したのは担任教師による体罰の影響であった。当時、子どもながらにうっすらと覚えているのが、周囲で繰り広げられる両親も含めた大人同士の諍《いさか》いである。中学での体罰の経験を通じて「なぜ人は争うのか」を〝世界苦〟の視点から考えはじめていた私と、戦争体験に基づき神の声を聞きながら「平和と和解」の大切さを日記に綴っていた助五郎さんは、当時すでにシンクロしていたのかもしれない。そうやって立ち上がったふたつの物語が、50年の歳月を経てひとつの大きな流れとして重なり合ったことになる。

べてるの歩みと、そこから生まれた当事者研究は、「今、ここ」に在る〝私〟と〝あなた〟のあいだに、小さな平和と和解を創造しようとするプロセスであると私は考えてきた。

その源流で、一度も言葉を交わした記憶もない、おそらくは統合失調症を持つ助五郎さんの戦争体験とつながっていたという結末は決して偶然ではないと私は思う。これまでのすべての営みが地下水脈のようにさまざまな経路をたどりながらも、この物語に収束するように「備えられていた」のではないかと感じることがある。

人々が平和を熱望し続けておるのに、この地上に常に戦争がたえず、人々の上に悲しむべき事が何時もたえまなくおそいかかっておる姿を見つめた時、人は誰でもその姿を何とかして救う方法はないだろうかと、自らの心の中に絶叫する事であろう。過去、現在とこの地上に憎しみ合い、争いがたえないのは、人々の中に人を尊重する心と人の生命を礼拝する心が欠けておるからである（同書16頁）。

この言葉は、現代においてますます説得力をもって私たちに迫ってくる。そう思うと私は、助五郎さんからとても大切なものを受け継いでいるような、厳粛で前向きな責任感に満たされる。

＊＊＊

46年に及ぶソーシャルワーカーとしての実践において私が大事にしてきたのは「いちばん困っている人が生きている場に、自分を置いてみる」ことだった。これは、大学生になったときに「思いっきり、自分に苦労をさせたい」と考えた私の最初の社会実験「親からの仕送りを断ること」から続いている。私は特養に夜間介護人として住み込み、死刑囚と文通し、難病を持つ人たちの運動にかかわった。困難な状況に置かれた人たちの暮らしのなかに身を置くことで見えてくることに関心を寄せてきた。

つらかったのは、「人の死」に出会ったときだった。特養でお世話になった入所者の多くを夜間介護人として霊安室に運んだ。ボランティアとして足を運んだ在宅で難病をかかえながら暮らす大人や子どもとの突然の別れがあった。文通していた死刑囚から「お別れの手紙」をいただいた。

高度成長期という「昇る生き方」の時代に生まれ育った私は、「人は死ぬ」という当たり前の現実にたじろぎ、戸惑っていた。そこで私は、中学2年のころから休むことなく足を運んでいた教会に通わないという新たな実験にも挑戦した。教会に通うことで得られる充実感にうしろめたさを覚えたからである。

1978年に大学を卒業して、北海道の浦河赤十字病院に就職した。決め手となったのは、そこが最も不人気だったこと、そして「管内で初めてのシャルワーカーとしてたいへんな苦労が予想される」というリスクに魅了されたからである（この癖は今も治っていない。最近も札幌で暮らす家を「不便、不人気、事故物件」で検索して見つけ、産廃施設と工場に囲まれた2万円台のアパートで快適に暮らしている）。

総合病院精神科ソーシャルワーカーとして社会人のスタートを切った私は、鉄格子に囲まれた精神科病棟のスタッフルームに身を置いた。最初に試みたのは、保健師さんに「浦河でいちばん苦労している家族を紹介してください」と頼むことだった。そこで紹介されたのが、アイヌ民族にルーツを持つアルコール依存症者をかかえた家族だった。

当時は、精神障害をかかえる人たちは「患者」として治療の対象だった。福祉法もなく、一人の町民として地域で支えるという発想もない。そこで家族のかかえる困難さを知り、町の一角にある古い教会堂（後のべてるの家）で、入退院を繰り返すメンバーと同じ屋根の下で暮らすという社会実験を行った（1979‐82年）。

幻覚妄想状態に陥ったメンバーが地域で次々に引き起こすトラブルに巻き込まれるなかで、私自身のなかにわき上がる「腹が立つ」という深刻な陰性感情……。嫌がるメンバーを警察の力を借りて入院させるしかないという惨めな現実……。一緒に暮らすという社会実験は、私に心地よい敗北感を与えてくれたと同時に、「一緒に起業する」という新たな社会実験の発想をもたらしてくれた。

こうした動きは、「医師の指示によって行動する」という当時のチーム医療の大原則を土足で踏みにじる行為でもあった。その結果、研修医であった川村敏明医師と私は、精神科の診療部長の意向で〝出禁〟となった。私は患者との相談も禁止され、医事課の窓際に配置換えになる（1984‐89年）。

今でいうと立派なパワハラ事案である。しかしこれらの社会実験から私が得たのは、「うまく行かないほど、やる気が出る」という不思議な感覚だった。家庭を持ち、子育てを始めたばかりの私は、直面した出来事によって自分が鬱状態になるか、自暴自棄になるのか、やる気をなくするのかに興味と関心があった。

私は「私自身が、私自身に対して、ソーシャルワーカーとして向き合うこと」を大事にしようと考えた。すると、この行きづまり感と、「私と仕事をしたくない」と思っている人たちを大事にしようと思えてきたのである。苛立っている相手には申し訳ないほどの不謹慎なワクワク感と、八方ふさがりなのに不思議な自信と誇りが私のなかにわき上がってきた。

そこでまず試みたのは「自分を追い出した人の悪口を言わない」ということだった。その結果は予想外だった。5年後の忘年会の席で、私を追い出した診療部長が「君には負けたよ」と握手を求めてきたのである。予想もしなかった結果に「実験成功」を実感した瞬間であった。

＊＊＊

最近、生活困窮者の支援しているスタッフから、シェルターで緊急一時保護をしている統合失調症をかかえる30代の女性（A子さん）のことで相談があった。生活困窮者の支援の現場は、既存の保健・医療・福祉などのセーフティネットが支え切れなかった人たちが最後にたどり着く駆け込み寺である。

20代で統合失調症を発症したその女性は、この10年、盗癖によって引き起こされる幾多のトラブルに家族も疲弊するなかで、家を出されてグループホームに入居したという。ときには入院も余儀なくされたが、そこでも盗みを繰り返し、困り果てた家族や関係者が最後に頼らざるを得なかったのが、この業界では一種の〝収容所〟として知られた某精神科病院だった。しかしA子さんはその病院でも盗みを繰り返して強制退院となってしまい、ついにホームレス状態になり、生活困窮者支援のシェルターにつながったのだった。

A子さんがいた地域の病院や地域生活支援の事業所は、私の知る限りたいへん熱意があり、学ぶことが多い先駆的な活動を展開してきた場所である。その地域でもかかえきれずに、最終的にホームレス状態に陥ってしまったA子さんを知ったとき、ぜひ会ってみたいと思った。私はひととおり話をうかがった後、スタッフにシェルターに電話をかけてもらい、A子さんと直接、電話で話すことができた。

私が関心を持ったのはA子さんの病的な窃盗の背後で回っている「苦労のメカニズム」である。いちばん考えられるのが〝幻聴さん〟の存在である。もし幻聴さんの命令や影響が顕著な場合は、そこに孤立や孤独、そして「つながりへの渇望」を読み取る必要がある。手立てとしては仲間を増やすお手伝いがキモになる。

こうしたケースが厄介なのは、窃盗という問題行動が呼び込む周囲の叱責や非難、そこから生じるさまざまなペナルティそのものが、A子さんにとっては「つながりへの渇望」、すなわち「嫌われてもいいからつながっていたい」を満たす特効薬になってしまい、さらにそれが次なる渇望の呼び水になることである。

もうひとつ難しいのが、この手のトラブルにありがちなのだが、支援者と家族そして本人も陥る「人と問題の一体化」である。なので大切なのは「人と問題」の切り離しである。いわゆる「人が問題なのではない。問題が問題なのだ」(D・エプスタイン)という〝外在化〟の徹底が、他罰と自罰の陰性感情で団子状態になった糸をほぐす手掛かりになる。

A子さんと電話で話した翌日、シェルターを訪ねた。即興で研究ミーティングをするなかで「これはいけるかも」と私が思ったのは、A子さんが持っている行きづまり感と切実感、そしてA子さんが悪魔と呼ぶ6歳からまとわりついている「髪の長い20歳くらいのセーラームーン」のような〝幻聴のミミ〟の存在感の強さであった。彼女を窃盗に追い込むのはその幻聴さんだ。

私は、A子さんを通じてミミさんとのコンタクトを試みると、あっさりと「いいですよ」と私とのやりとりを受け入れてくれた。私は話しかけてみた。

「今日は突然お邪魔して申し訳ありません。まず何よりも6歳のころからA子さんに連れ添っていただきありがとうございます。ご存じのようにA子さんは八方ふさがりの状態ですけど、A子さんは何とかしたいと思ってらっしゃいます。私たちとしても応援したいと思っていますので、よろしくお願いします」

私はA子さんに「ミミさんは、何かおっしゃっていますか」と尋ねてみた。A子さんは「話を聞いてくれてありがとうって言ってますね」と教えてくれた。その一言に手ごたえを感じた私は、思い切ってミミさんに聞いてみた。

「どうしてA子さんに盗めっておっしゃるのか、その事情に興味があります」

すると即座にA子さんを通じて返答があった。

「淋しいからって言っています」

その後がおもしろかった。A子さんが「私も淋しいです。一緒です」と話し、「私がいちばん欲しいのは物じゃなくて、本当は親の愛情だったのかもしれない」と呟いた。それからは、幻聴のミミさんが淋しがって「盗め」とけしかけてきたときには電話をくれるようになった。

この領域はまだまだすそ野が広く、どのように理解していいのかわからない、どこに向かっていいのかもわからない広大な〝余白〟が眼前に広がっている。その領域に足を踏み入れるための大切なキーワードが「クライエントの場からの出発」、すなわち「その人の生きる現実に身を置く」（H・ゴールドシュタイン）というスタンスなのだと思う。

この本を読んでくださることで、今までに出会い、私を生かし育ててくれた多くの名もなき「異界」を生きる人たちの日常に、尊敬の念を持って関心を寄せる人たちが多くなることを私は期待している。さらに、数千万人に及ぶといわれるアジアの座敷牢で暮らすことを余儀なくされている統合失調症を持つ人たちやその家族への関心が高まり、かれらに連帯する動きへとつながることを期待したい。

＊＊＊

最後に、25年前に北海道の田舎町でくすぶっていた私たちに関心を寄せ、埋もれていた言葉を発掘し、世に出すきっかけをつくり、本当に辛抱強くおつきあいをいただき、出会いの輪を広げてくださった編集者の白石正明さんに何よりの感謝とお礼を申し上げなければならない。そしてお忙しいなか、その白石さんの熱意に応えて遠く浦河まで足を運んでくださったり、さらにはインタビューにも同席していただき、毀誉褒貶《きよほうへん》相半ばの私たちの実践を社会学者の眼差しから深く考察し、「特別寄稿」という形でまとめ上げてくださった大澤真幸さんには、心の底からありがとうと深謝したい。

そして46年のあいだ、自己病名「〝過小適応症〟我が道を行く忘れ物が多いタイプ」の人間と長きにわたっておつきあいいただいた私の家族とべてるのスタッフやメンバー、大学の同僚の先生方、そして交流があったすべてのみなさんに、心からの感謝とお詫びをしたいと思う。

お母様がダイナマイト自殺を遂げるという経験を『自殺』（朝日出版社）という本に著した末井昭さんから「今までの人生で出会った人のなかでいちばん変な人」というお褒めの言葉をいただいたことがある。たしかに私のこれまでの人生を貫くキーワードが「殴られる」であったように、これまでの「実験生活」は、失敗と行きづまりに満ちたものだった。それが周りに苛立ちと戸惑い、そして〝おかしみ〟を醸し出してきたように思う。

就職も、結婚も、子育ても、すべてが私にとっては「実験生活」の一部であった。そして人生の最終コーナーに差し掛かるなかで、今は「老いる」という現象にあらためて関心を寄せている。新たな境地で自分の内外に観測基地を設け、モニタリングと実験を継続し、その結果を発信しつづけようと思う。お楽しみに。万謝！

向谷地生良

2024年12月

著者紹介

向谷地生良（むかいやち・いくよし）

1955年、青森県十和田市に生まれる。1974年に北星学園大学社会福祉学科入学。特別養護老人ホームに住み込んだり、難病患者や脳性麻痺の障害をもった当事者たちとかかわる。卒業後、浦河赤十字病院でソーシャルワーカーとして勤務。当事者と教会の一室に住み込み、1984年に彼らとともに「べてるの家」を設立。現在、理事長。北海道医療大学でも教鞭を執り、現在、名誉教授。

主な著書に、『安心して絶望できる人生』（共著、NHK出版）、『べてるな人びと 第1集～第5集』（一麦出版社）、『統合失調症を持つ人への援助論』（金剛出版）、『技法以前』（医学書院）、『当事者研究の研究』（共著、医学書院）、『増補改訂「べてるの家」から吹く風』（いのちのことば社）などがある。

べてるの家の書籍としては、『べてるの家の本』（べてるの家の本制作委員会）、『べてるの家の「非」援助論』（医学書院）、『べてるの家の「当事者研究」』（医学書院）、『べてるの家の恋愛大研究』（大月書店）など。DVDブックシリーズに『退院支援、べてる式。』『認知行動療法、べてる式。』（ともに医学書院）がある。

べてるの家について書かれた本としては、『悩む力』（斉藤道雄、みすず書房、講談社ノンフィクション賞）、『とても普通の人たち』（四宮鉄男、北海道新聞社）、『降りていく生き方』（横川和夫、太郎次郎社）、『クレイジー・イン・ジャパン』（中村かれん、医学書院）などがある。

シリーズ ケアをひらく

向谷地《むかいやち》さん、幻覚妄想ってどうやって聞いたらいいんですか？

発行　2025年2月1日　第1版第1刷 ©

著者　向谷地生良

発行者　株式会社　医学書院
代表取締役　金原 俊
〒113-8719　東京都文京区本郷1-28-23
電話 03-3817-5600（社内案内）

印刷・製本　アイワード

ISBN978-4-260-06153-7

◎本書のテキストデータを提供します。
視覚障害、読字障害、上肢障害などの理由で本書をお読みになれない方には、電子データを提供いたします。
• 200円切手
• 左のテキストデータ引換券 (コピー不可) を同封のうえ、下記までお申し込みください。
［宛先］
〒113-8719 東京都文京区本郷1-28-23
医学書院看護出版部 テキストデータ係

テキストデータ引換券
向谷地さん、幻覚妄想ってどうやって聞いたらいいんですか？

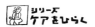

本シリーズでは、「科学性」「専門性」「主体性」といったことばだけでは語りきれない地点から《ケア》の世界を探ります。

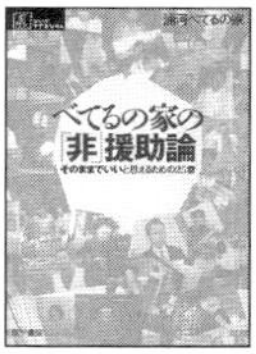

べてるの家の「非」援助論：そのままでいいと思えるための25章●浦河べてるの家●2000円●それで順調！———「幻覚＆妄想大会」「偏見・差別歓迎集会」という珍妙なイベント。「諦めが肝心」「安心してサボれる会社づくり」という脱力系キャッチフレーズ群。それでいて年商1億円、年間見学者2000人。医療福祉領域を超えて圧倒的な注目を浴びる〈べてるの家〉の、右肩下がりの援助論！

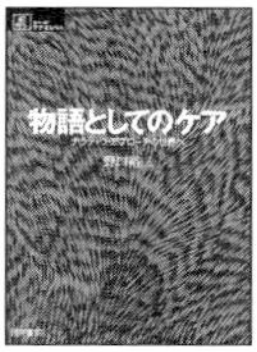

物語としてのケア：ナラティヴ・アプローチの世界へ●野口裕二●2200円●「ナラティヴ」の時代へ———「語り」「物語」を意味するナラティヴ。人文科学領域で衝撃を与えつづけているこの言葉は、ついに臨床の風景さえ一変させた。「精神論 vs. 技術論」「主観主義 vs. 客観主義」「ケア vs. キュア」という二項対立の呪縛を超えて、臨床の物語論的転回はどこまで行くのか。

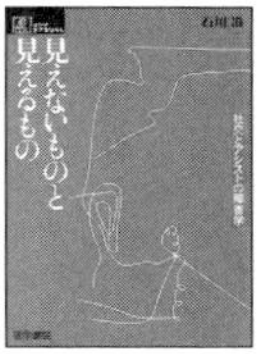

見えないものと見えるもの：社交とアシストの障害学●石川准●2000円●だから障害学はおもしろい———自由と配慮がなければ生きられない。社交とアシストがなければつながらない。社会学者にしてプログラマ、全知にして全盲、強気にして気弱、感情的な合理主義者……〝いつも二つある〟著者が冷静と情熱のあいだで書き下ろした、つながるための障害学。

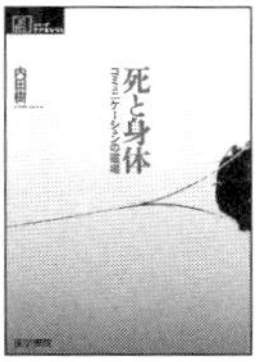

死と身体：コミュニケーションの磁場●内田 樹●2000円●人間は、死んだ者とも語り合うことができる———〈ことば〉の通じない世界にある「死」と「身体」こそが、人をコミュニケーションへと駆り立てる。なんという腑に落ちる逆説！「誰もが感じていて、誰も言わなかったことを、誰にでもわかるように語る」著者の、教科書には絶対に出ていないコミュニケーション論。読んだ後、猫にもあいさつしたくなります。

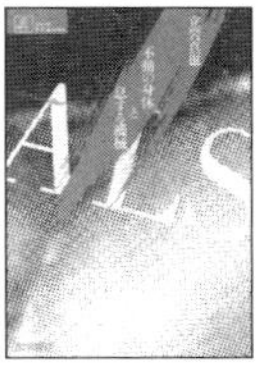

ALS 不動の身体と息する機械●立岩真也●2800円●それでも生きたほうがよい、となぜ言えるのか———ALS当事者の語りを渉猟し、「生きろと言えない生命倫理」の浅薄さを徹底的に暴き出す。人工呼吸器と人がいれば生きることができると言う本。「質のわるい生」に代わるべきは「質のよい生」であって「美しい死」ではない、という当たり前のことに気づく本。

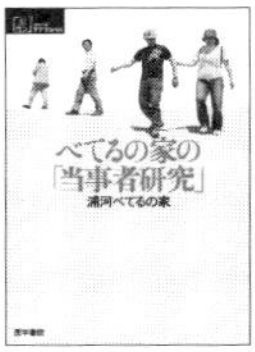

べてるの家の「当事者研究」●浦河べてるの家●2000円●研究？ ワクワクするなあ———べてるの家で「研究」がはじまった。心の中を見つめたり、反省したり……なんてやつじゃない。どうにもならない自分を、他人事のように考えてみる。仲間と一緒に笑いながら眺めてみる。やればやるほど元気になってくる、不思議な研究。合い言葉は「自分自身で、共に」。そして「無反省でいこう！」

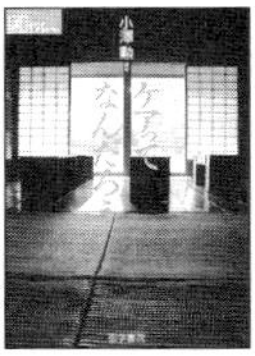

ケアってなんだろう●小澤勲編著●2000円●「技術としてのやさしさ」を探る七人との対話———「ケアの境界」にいる専門家、作家、若手研究者らが、精神科医・小澤勲氏に「ケアってなんだ？」と迫り聴く。「ほんのいっときでも憩える椅子を差し出す」のがケアだと言い切れる人の《強さとやさしさ》はどこから来るのか———。感情労働が知的労働に変換されるスリリングな一瞬！

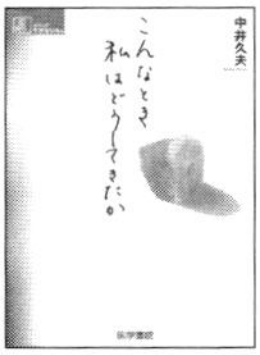

こんなとき私はどうしてきたか●中井久夫●2000円●「希望を失わない」とはどういうことか———はじめて患者さんと出会ったとき、暴力をふるわれそうになったとき、退院が近づいてきたとき、私はどんな言葉をかけ、どう振る舞ってきたか。当代きっての臨床家であり達意の文章家として知られる著者渾身の一冊。ここまで具体的で美しいアドバイスが、かつてあっただろうか。

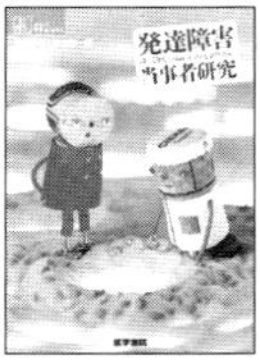

発達障害当事者研究：ゆっくりていねいにつながりたい●綾屋紗月＋熊谷晋一郎●2000円●あふれる刺激、ほどける私———なぜ空腹がわからないのか、なぜ看板が話しかけてくるのか。外部からは「感覚過敏」「こだわりが強い」としか見えない発達障害の世界を、アスペルガー症候群当事者が、脳性まひの共著者と探る。「過剰」の苦しみは身体に来ることを発見した画期的研究！

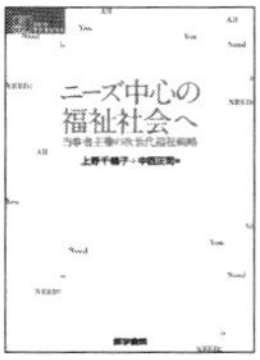

ニーズ中心の福祉社会へ：当事者主権の次世代福祉戦略●上野千鶴子＋中西正司編●2200円●社会改革のためのデザイン！ ビジョン!! アクション!!!———「こうあってほしい」という構想力をもったとき、人はニーズを知り、当事者になる。「当事者ニーズ」をキーワードに、研究者とアクティビストたちが「ニーズ中心の福祉社会」への具体的シナリオを提示する。

④

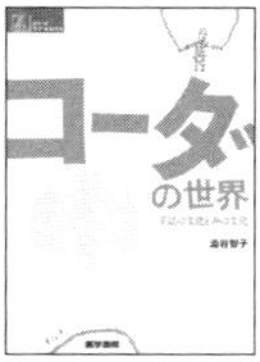

コーダの世界：手話の文化と声の文化●澁谷智子● 2000円●生まれながらのバイリンガル?———コーダとは聞こえない親をもつ聞こえる子どもたち。「ろう文化」と「聴文化」のハイブリッドである彼らの日常は驚きに満ちている。親が振り向いてから泣く赤ちゃん? じっと見つめすぎて誤解される若い女性? 手話が「言語」であり「文化」であると心から納得できる刮目のコミュニケーション論。

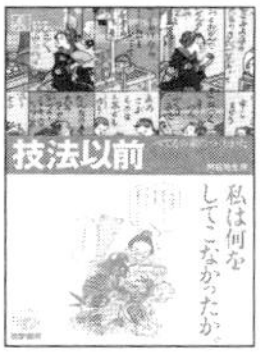

技法以前：べてるの家のつくりかた●向谷地生良● 2000円●私は何をしてこなかったか———「幻覚&妄想大会」をはじめとする掟破りのイベントはどんな思考回路から生まれたのか? べてるの家のような〝場〟をつくるには、専門家はどう振る舞えばよいのか? 「当事者の時代」に専門家にできることを明らかにした、かつてない実践的「非」援助論。べてるの家スタッフ用「虎の巻」、大公開!

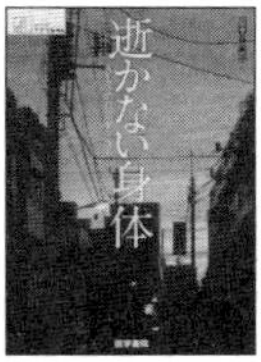

逝かない身体：ALS的日常を生きる●川口有美子● 2000円●即物的に、植物的に —— 言葉と動きを封じられたALS患者の意思は、身体から探るしかない。ロックトイン・シンドロームを経て亡くなった著者の母を支えたのは、「同情より人工呼吸器」「傾聴より身体の微調整」という究極の身体ケアだった。重力に抗して生き続けた母の「植物的な生」を身体ごと肯定した圧倒的記録。

第41回大宅壮一ノンフィクション賞受賞作

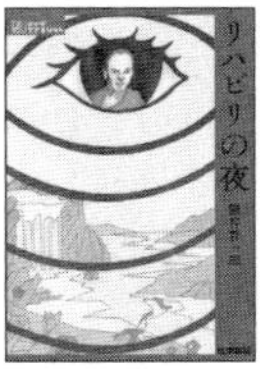

リハビリの夜●熊谷晋一郎● 2000円●痛いのは困る——現役の小児科医にして脳性まひ当事者である著者は、《他者》や《モノ》との身体接触をたよりに、「官能的」にみずからの運動をつくりあげてきた。少年期のリハビリキャンプにおける過酷で耽美な体験、初めて電動車いすに乗ったときの時間と空間が立ち上がるめくるめく感覚などを、全身全霊で語り尽くした驚愕の書。

第9回新潮ドキュメント賞受賞作

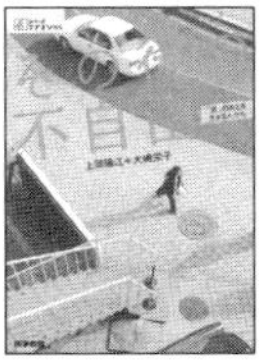

その後の不自由●上岡陽江+大嶋栄子● 2000円●〝ちょっと寂しい〞がちょうどいい——トラウマティックな事件があった後も、専門家がやって来て去っていった後も、当事者たちの生は続く。しかし彼らはなぜ「日常」そのものにつまずいてしまうのか。なぜ援助者を振り回してしまうのか。そんな「不思議な人たち」の生態を、薬物依存の当事者が身を削って書き記した当事者研究の最前線!

第2回日本医学
ジャーナリスト協会賞
受賞作

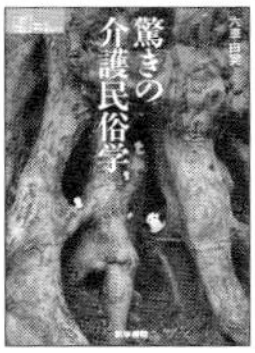

驚きの介護民俗学●六車由実●2000円●語りの森へ——気鋭の民俗学者は、あるとき大学をやめ、老人ホームで働きはじめる。そこで流しのバイオリン弾き、蚕の鑑別嬢、郵便局の電話交換手ら、「忘れられた日本人」たちの語りに身を委ねていると、やがて新しい世界が開けてきた……。「事実を聞く」という行為がなぜ人を力づけるのか。聞き書きの圧倒的な可能性を活写し、高齢者ケアを革新する。

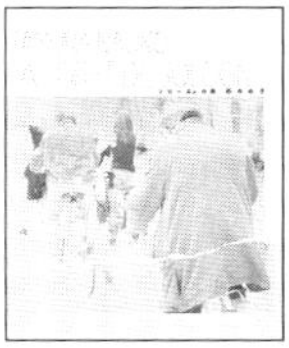

ソローニュの森●田村尚子●2600円●ケアの感触、曖昧な日常——思想家ガタリが終生関わったことで知られるラ・ボルド精神病院。一人の日本人女性の震える眼が掬い取ったのは、「フランスのべてるの家」ともいうべき、患者とスタッフの間を流れる緩やかな時間だった。ルポやドキュメンタリーとは一線を画した、ページをめくるたびに深呼吸ができる写真とエッセイ。B5変型版。

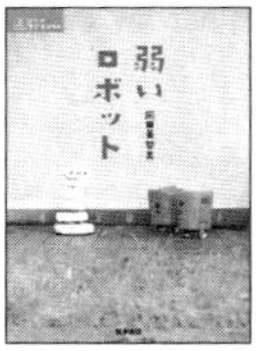

弱いロボット●岡田美智男●2000円●とりあえずの一歩を支えるために——挨拶をしたり、おしゃべりをしたり、散歩をしたり。そんな「なにげない行為」ができるロボットは作れるか？　この難題に著者は、ちょっと無責任で他力本願なロボットを提案する。日常生活動作を規定している「賭けと受け」の関係を明るみに出し、ケアをすることの意味を深いところで肯定してくれる異色作！

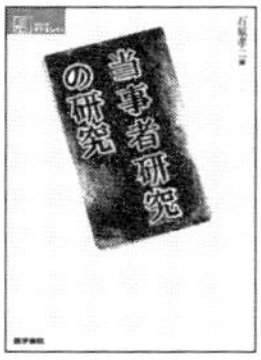

当事者研究の研究●石原孝二編●2000円●で、当事者研究って何だ?——専門職・研究者の間でも一般名称として使われるようになってきた当事者研究。それは、客観性を装った「科学研究」とも違うし、切々たる「自分語り」とも違うし、勇ましい「運動」とも違う。本書は哲学や教育学、あるいは科学論と交差させながら、“自分の問題を他人事のように扱う”当事者研究の圧倒的な感染力の秘密を探る。

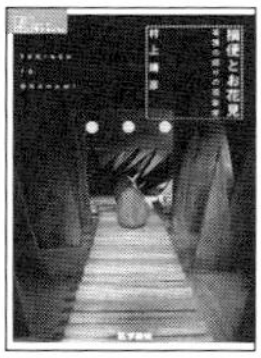

摘便とお花見：看護の語りの現象学●村上靖彦●2000円●とるにたらない日常を、看護師はなぜ目に焼き付けようとするのか——看護という「人間の可能性の限界」を拡張する営みに吸い寄せられた気鋭の現象学者は、共感あふれるインタビューと冷徹な分析によって、その不思議な時間構造をあぶり出した。巻末には圧倒的なインタビュー論を付す。看護行為の言語化に資する驚愕の一冊。

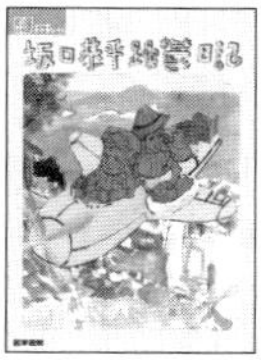

坂口恭平躁鬱日記●坂口恭平●1800円●僕は治ることを諦めて、「坂口恭平」を操縦することにした。家族とともに。——マスコミを席巻するきらびやかな才能の奔出は、「躁」のなせる業でもある。「鬱」期には強固な自殺願望に苛まれ外出もおぼつかない。この病に悩まされてきた著者は、あるとき「治療から操縦へ」という方針に転換した。その成果やいかに！　涙と笑いと感動の当事者研究。

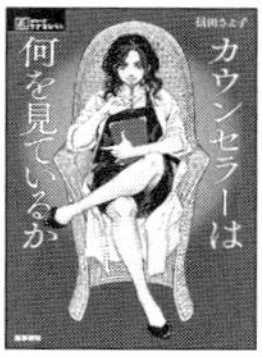

カウンセラーは何を見ているか●信田さよ子●2000円●傾聴？ ふっ。——「聞く力」はもちろん大切。しかしプロなら、あたかも素人のように好奇心を全開にして、相手を見る。そうでなければ〈強制〉と〈自己選択〉を両立させることはできない。若き日の精神科病院体験を経て、開業カウンセラーの第一人者になった著者が、「見て、聞いて、引き受けて、踏み込む」ノウハウを一挙公開！

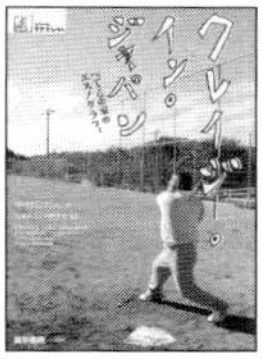

クレイジー・イン・ジャパン：べてるの家のエスノグラフィ●中村かれん●2200円●日本の端の、世界の真ん中。——インドネシアで生まれ、オーストラリアで育ち、イェール大学で教える医療人類学者が、べてるの家に辿り着いた。7か月以上にも及ぶ住み込み。10年近くにわたって断続的に行われたフィールドワーク。べてるの「感動」と「変貌」を、かつてない文脈で発見した傑作エスノグラフィ。付録DVD「Bethel」は必見の名作！

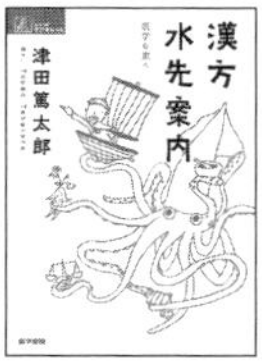

漢方水先案内：医学の東へ●津田篤太郎●2000円●漢方ならなんとかなるんじゃないか?—— 原因がはっきりせず成果もあがらない「ベタなぎ漂流」に追い込まれたらどうするか。病気に対抗する生体のパターンは決まっているならば、「生体をアシスト」という方法があるじゃないか！　万策尽きた最先端の臨床医がたどり着いたのは、キュアとケアの合流地点だった。それが漢方。

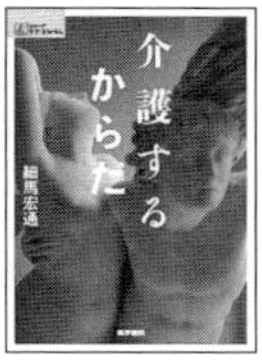

介護するからだ●細馬宏通●2000円●あの人はなぜ「できる」のか?—— 目利きで知られる人間行動学者が、ベテランワーカーの神対応をビデオで分析してみると……、そこには言語以前に〝かしこい身体〟があった！　ケアの現場が、ありえないほど複雑な相互作用の場であることが分かる「驚き」と「発見」の書。マニュアルがなぜ現場で役に立たないのか、そしてどうすればうまく行くのかがよーく分かります。

第 16 回小林秀雄賞受賞作
紀伊國屋じんぶん大賞 2018 受賞作

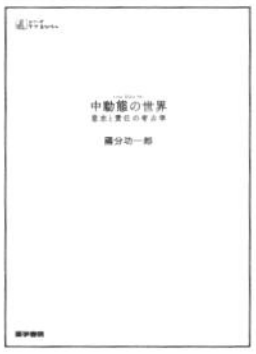

中動態の世界：意志と責任の考古学●國分功一郎●2000円●「する」と「される」の外側へ――強制はないが自発的でもなく、自発的ではないが同意している。こうした事態はなぜ言葉にしにくいのか？ なぜそれが「曖昧」にしか感じられないのか？ 語る言葉がないからか？ それ以前に、私たちの思考を条件付けている「文法」の問題なのか？ ケア論にかつてないパースペクティヴを切り開く画期的論考！

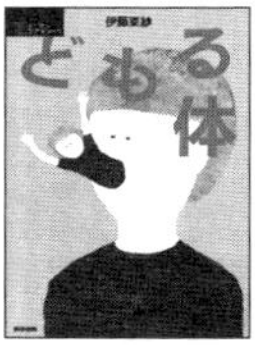

どもる体●伊藤亜紗●2000円●しゃべれるほうが、変。――話そうとすると最初の言葉を繰り返してしまう（＝連発という名のバグ）。それを避けようとすると言葉自体が出なくなる（＝難発という名のフリーズ）。吃音とは、言葉が肉体に拒否されている状態だ。しかし、なぜ歌っているときにはどもらないのか？ 徹底した観察とインタビューで吃音という「謎」に迫った、誰も見たことのない身体論！

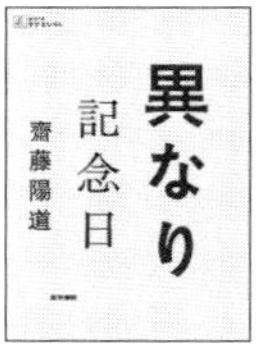

異なり記念日●齋藤陽道●2000円●手と目で「看る」とはどういうことか――「聞こえる家族」に生まれたろう者の僕と、「ろう家族」に生まれたろう者の妻。ふたりの間に、聞こえる子どもがやってきた。身体と文化を異にする3人は、言葉の前にまなざしを交わし、慰めの前に手触りを送る。見る、聞く、話す、触れることの〈歓び〉とともに。ケアが発生する現場からの感動的な実況報告。

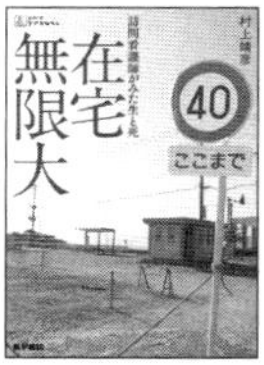

在宅無限大：訪問看護師がみた生と死●村上靖彦●2000円●「普通に死ぬ」を再発明する――病院によって大きく変えられた「死」は、いま再びその姿を変えている。先端医療が組み込まれた「家」という未曾有の環境のなかで、訪問看護師たちが地道に「再発明」したものなのだ。著者は並外れた知的肺活量で、訪問看護師の語りを生け捕りにし、看護が本来持っているポテンシャルを言語化する。

第 19 回大佛次郎論壇賞受賞作
紀伊國屋じんぶん大賞 2020 受賞作

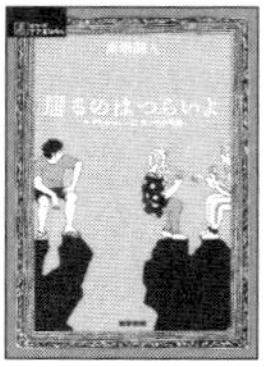

居るのはつらいよ：ケアとセラピーについての覚書●東畑開人●2000円●「ただ居るだけ」vs.「それでいいのか」――京大出の心理学ハカセは悪戦苦闘の職探しの末、沖縄の精神科デイケア施設に職を得た。しかし勇躍飛び込んだそこは、あらゆる価値が反転する「ふしぎの国」だった。ケアとセラピーの価値について究極まで考え抜かれた、涙あり笑いあり出血（！）ありの大感動スペクタル学術書！

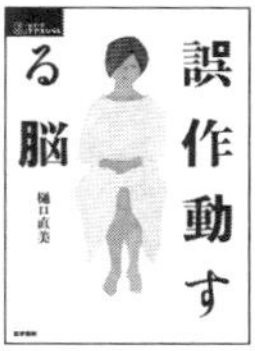

誤作動する脳●樋口直美● 2000 円●「時間という一本のロープにたくさんの写真がぶら下がっている。それをたぐり寄せて思い出をつかもうとしても、私にはそのロープがない」――ケアの拠り所となるのは、体験した世界を正確に表現したこうした言葉ではないだろうか。「レビー小体型認知症」と診断された女性が、幻視、幻臭、幻聴など五感の変調を抱えながら達成した圧倒的な当事者研究！

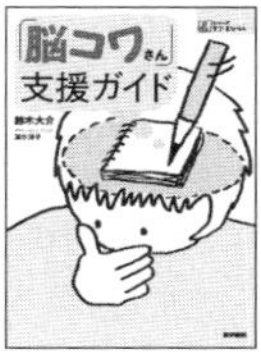

「脳コワさん」支援ガイド●鈴木大介●2000 円●脳がコワれたら、「困りごと」はみな同じ。――会話がうまくできない、雑踏が歩けない、突然キレる、すぐに疲れる……。病名や受傷経緯は違っていても結局みんな「脳の情報処理」で苦しんでいる。だから脳を「楽」にすることが日常を取り戻す第一歩だ。疾患を超えた「困りごと」に着目する当事者学が花開く、読んで納得の超実践的ガイド！

第 9 回日本医学ジャーナリスト協会賞受賞作

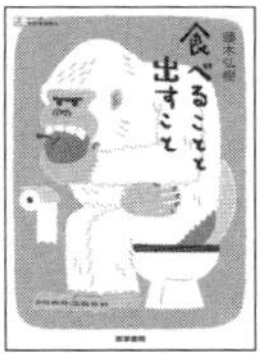

食べることと出すこと●頭木弘樹● 2000 円●食べて出せれば OK だ！（けど、それが難しい……。）――潰瘍性大腸炎という難病に襲われた著者は、食事と排泄という「当たり前」が当たり前でなくなった。IVH でも癒やせない顎や舌の飢餓感とは？　便の海に茫然と立っているときに、看護師から雑巾を手渡されたときの気分は？　切実さの狭間に漂う不思議なユーモアが、何が「ケア」なのかを教えてくれる。

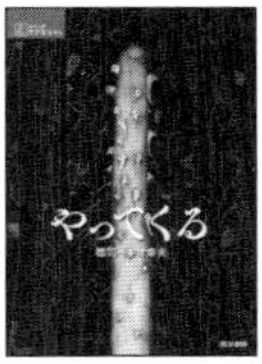

やってくる●郡司ペギオ幸夫● 2000 円●「日常」というアメイジング！――私たちの「現実」は、外部からやってくるものによってギリギリ実現されている。だから日々の生活は、何かを為すためのスタート地点ではない。それこそが奇跡的な達成であり、体を張って実現すべきものなんだ！　ケアという「小さき行為」の奥底に眠る過激な思想を、素手で取り出してみせる圧倒的な知性。

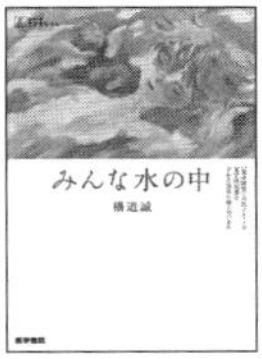

みんな水の中●横道 誠● 2000 円●脳の多様性とはこのことか！――ASD（自閉スペクトラム症）と ADHD（注意欠如・多動症）と診断された大学教員は、彼を取り囲む世界の不思議を語りはじめた。何もかもがゆらめき、ぼんやりとしか聞こえない水の中で、〈地獄行きのタイムマシン〉に乗せられる。そんな彼を救ってくれたのは文学と芸術、そして仲間だった。赤裸々、かつちょっと乗り切れないユーモアの日々。

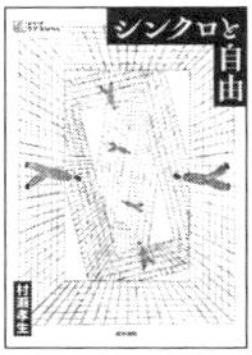

シンクロと自由●村瀬孝生●2000円●介護現場から「自由」を更新する――「こんな老人ホームなら入りたい！」と熱い反響を呼んだNHK番組「よりあいの森 老いに沿う」。その施設長が綴る、自由と不自由の織りなす不思議な物語。しなやかなエピソードに浸っているだけなのに、気づくと温かい涙が流れている。万策尽きて途方に暮れているのに、希望が勝手にやってくる。

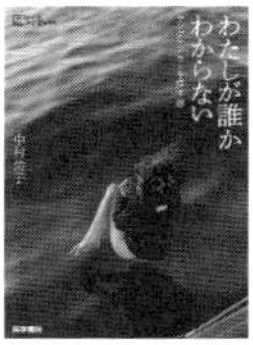

わたしが誰かわからない：ヤングケアラーを探す旅●中村佑子●2000円●ケア的主体をめぐる冒険的セルフドキュメント！――ヤングケアラーとは、世界をどのように感受している人なのか。取材はいつの間にか、自らの記憶をたぐり寄せる旅に変わっていた。「あらかじめ固まることを禁じられ、自他の境界を横断してしまう人」として、著者はふたたび祈るように書きはじめた。

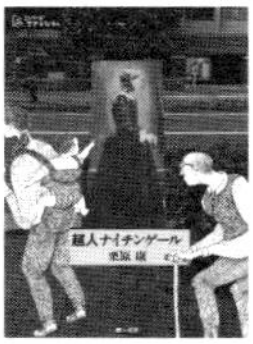

超人ナイチンゲール●栗原 康●2000円●誰も知らなかったナイチンゲールに、あなたは出会うだろう――鬼才文人アナキストが、かつてないナイチンゲール伝を語り出した。それは聖女でもなく合理主義者でもなく、「近代的個人」の設定をやすやすと超える人だった。「永遠の今」を生きる人だった。救うものが救われて、救われたものが救っていく。そう、看護は魂にふれる革命なのだ。

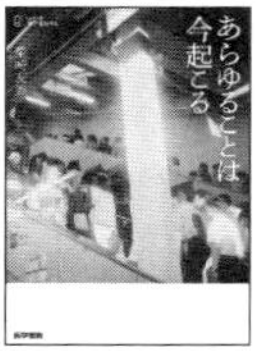

あらゆることは今起こる●柴崎友香●2000円●私の体の中には複数の時間が流れている――ADHDと診断された小説家は、薬を飲むと「36年ぶりに目が覚めた」。自分の内側でいったい何が起こっているのか。「ある場所の過去と今。誰かの記憶と経験。出来事をめぐる複数からの視点。それは私の小説そのもの」と語る著者の日常生活やいかに。SFじゃない並行世界報告！

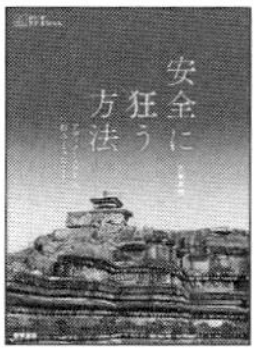

安全に狂う方法●赤坂真理●2000円●「人を殺すか自殺するしかないと思った」――そんな私に、女性セラピストはこう言った。「あなたには、安全に狂う必要が、あります」。そう、自分を殺しそうになってまで救いたい自分がいたのだ！ そんな自分をレスキューする方法があったのだ、アディクションという《固着》から抜け出す方法が！ 愛と思考とアディクションをめぐる感動の旅路。

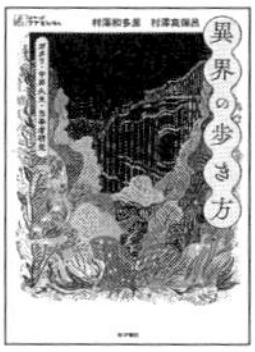

異界の歩き方●村澤和多里・村澤真保呂●2000円●行ってきます！ 良い旅を！――精神症状が人をおそうとき、世界は変貌する。異界への旅が始まるのだ。そのとき〈旅立ちを阻止する〉よりも、〈一緒に旅に出る〉ほうがずっと素敵だ。フェリックス・ガタリの哲学と、べてるの家の当事者研究に、中井久夫の生命論を重ね合わせると、新しいケアとエコロジーの地平がひらかれる！

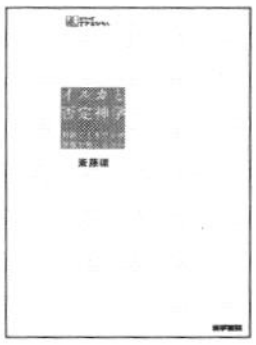

イルカと否定神学●斎藤 環●2000円●言語×時間×身体で「対話」の謎をひらく――対話をめぐる著者の探求は、気づくとデビュー作以来の参照先に立ち返っていた。精神分析のラカンと、学習理論のベイトソンである。そこにバフチン(ポリフォニー論)とレイコフ(認知言語学)が参入し、すべてを包含する導きの糸は中井久夫だ。こうして対話という魔法はゆっくりとその全貌を現しはじめた。

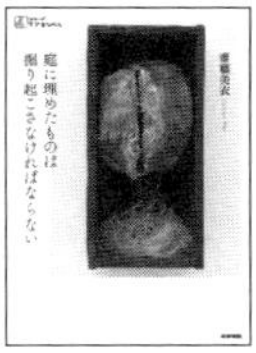

庭に埋めたものは掘り起こさなければならない●齋藤美衣●2000円●自閉スペクトラム症により幼少期から世界に馴染めない感覚をもつ著者。急性骨髄性白血病に罹患するも、病名が告知されなかったことで世界から締め出された感覚に。さらに白血病が寛解し、「生き残って」しまったなかで始まる摂食障害。繰り返し見る庭の夢。壮大な勇気をもって自分の「傷」を見ようとした人の探求の書。

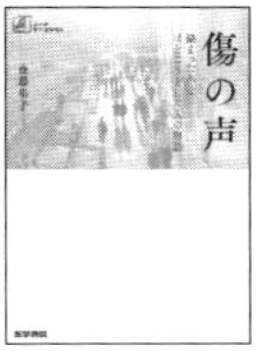

傷の声:絡まった糸をほどこうとした人の物語●齋藤塔子●2000円●複雑性PTSDを生きた女性がその短き人生を綴った自叙伝。ストレートで東大、看護師、優しい人。けれども激しく自分を痛めつける。ほとんどの人が知らない、彼女がそれをする事情。私たちは目撃するだろう。「病者」という像を超えて、「物語をもつ1人の人間」が立ち上がるのを。

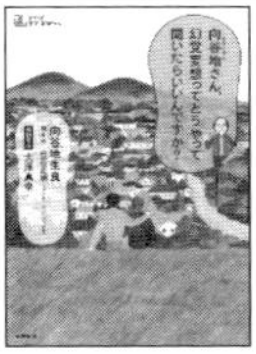

向谷地さん、幻覚妄想ってどうやって聞いたらいいんですか?●向谷地生良●2000円●「へぇー」がひらくアナザーワールド！――精神医療の常識を溶かし、対人支援の枠組みを更新しつづける「べてるの家」の向谷地生良氏。当事者がどんな話をしても彼は「へぇー」と興味津々だ。その「へぇー」こそがアナザーワールドの扉をひらく鍵だったのだ！ 大澤真幸氏の特別寄稿は必読。